Pourquoi votre tête soigne-t-elle votre corps ?

Pourquoi votre tête soigne-t-elle votre corps ?

Gustave-Nicolas Fischer
Virginie Dodeler

DUNOD

Illustration de couverture : Laurent Audouin

ISBN 978-2-10-054864-4

Table des matières

Introduction

« Quand la santé va, tout va ! » Lorsqu'on parle de santé, tout un chacun se sent concerné, et l'on pense immédiatement à son état physique, au bien-être de son corps, au fait d'être bien dans sa peau.

Depuis quelques années, des recherches scientifiques dans le domaine de la psychologie, encore peu connues du grand public, révèlent de nouveaux aspects de la santé : elle est bien plus que le simple fait d'être en forme, de prendre soin de son corps ou de vouloir rester jeune. La santé est une façon de vivre en harmonie avec soi-même et les autres. Les médecins de l'antiquité et les poètes avaient déjà constaté que la santé se traduisait avant tout par un état d'harmonie entre le corps et l'esprit. C'est ainsi que Juvénal, poète romain de la fin du premier siècle, écrivait : « Ce qu'il faut rechercher, c'est la santé de l'esprit dans un corps sain » (*Mens sana in corpore sano*, Juvénal, 2002).

Aujourd'hui, une nouvelle spécialité, la psychologie de la santé, montre le rôle essentiel des aspects psychosociaux tant dans la préservation de notre état de santé que dans le déclenchement, l'évolution et la prise en charge des maladies. La santé n'est donc pas qu'une question de cellules et de gènes...

Ce livre a pour objectif de vous présenter une variété d'expériences scientifiques qui montreront les principales facettes de la santé vues par la psychologie. Nous avons choisi de regrouper ces expériences sous les thématiques suivantes : la santé au quotidien, la satisfaction corporelle, les comportements de santé, l'environnement et la santé, face à la douleur, l'effet placebo, les facteurs de risques et la prévention, face à la maladie et le soutien social.

Ces expériences scientifiques, publiées pour la plupart dans des revues anglaises et américaines auxquelles le grand public n'a pas forcément accès, sont rendues disponibles ici de façon abordable et compréhensible. Elles vous apporteront des informations de base qui ne sont ni complètes ni exhaustives, mais qui mettent l'accent sur des questions importantes de la santé. La visée est donc essentiellement pédagogique : mettre à la disposition d'un large public des expériences intéressantes et sérieuses en psychologie de la santé, dans une présentation à la fois rigoureuse et ludique.

En lisant cet ouvrage, vous aurez sûrement une autre idée de votre propre santé et comprendrez peut-être mieux qu'elle est votre bien le plus précieux, mais qu'elle dépend aussi de vous : non seulement pour vivre de manière saine, mais également pour mobiliser vos ressources psychiques face à divers événements de votre vie. Vous y trouverez des réponses appropriées pour rester en forme et booster votre santé !

1 La santé au quotidien

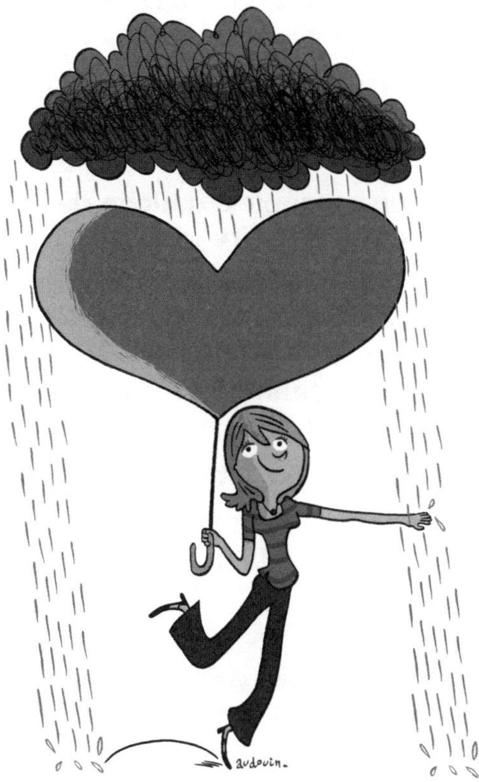

Sommaire

1 Dis papa, ça veut dire quoi être « en bonne santé » ?

Représentations de la santé

Si vous avez des enfants, vous avez sûrement constaté qu'à un certain âge, ils posent sans arrêt des questions du genre : « Dis maman, comment on fait les bébés ? », « Dis papa, pourquoi les oiseaux peuvent voler et pas moi ? », etc. Et s'ils regardent la télévision, ils entendent régulièrement des messages publicitaires indiquant que pour rester en bonne santé, il faut pratiquer une activité physique, ou encore « pour votre santé, mangez 5 fruits et légumes par jours », etc. Et un jour, votre bambin vous posera peut-être cette question : « Dis papa, ça veut dire quoi, être en bonne santé ? » À ce moment-là, que lui répondrez-vous ? C'est quoi, pour vous, « être en bonne santé » ?

Être en bonne santé est en effet une préoccupation de la majorité d'entre nous. Mais force est de constater qu'il n'y a pas vraiment de définition unanimement partagée : chacun a une idée de ce que veut dire pour lui « être en bonne santé ». Différentes études de psychologie ont ainsi essayé d'appréhender les représentations que nous nous faisons de la santé et du fait d'être en bonne santé.

Ainsi, Herzlich (1969) a dégagé à partir d'entretiens trois conceptions différentes où la santé est tantôt perçue comme l'expression d'une force physique capable de résister aux maladies, tantôt comme un état positif de bien-être, ou encore comme une absence de maladie. Elle a constaté que la santé était considérée comme une réalité interne à chacun alors que la maladie était vue comme une agression extérieure qui entrait dans le corps.

Dans une autre étude, Blaxter (1990) a demandé à 9 000 personnes de décrire quelqu'un qu'elles considéraient comme étant en bonne santé et d'indiquer les éléments sur lesquels elles s'appuyaient pour affirmer qu'il était en bonne santé. Il se dégage de cette enquête que pour beaucoup, la santé est avant tout l'expression d'un bien-être et d'une vie saine. Être en bonne santé signifie pour la plupart avoir une bonne forme physique, de la vitalité et de l'énergie, et ne pas être isolé des autres.

D'autres études montrent que lorsqu'on demande à des personnes non spécialistes ce que signifie pour elles être en bonne santé, leur compréhension est liée à des croyances concernant la santé. Ainsi, on observe que la santé est une valeur que l'on rattache à d'autres considérations comme le bonheur, la richesse, la réussite.

Un chercheur (Lau, 1995) a demandé à de jeunes adultes de décrire ce que signifiait pour eux le fait d'être en bonne santé. Il en ressort 5 types d'expressions :

- être en bonne santé, c'est être en bonne condition physique et avoir de l'énergie ;
- être en bonne santé, c'est être heureux, se sentir bien psychologiquement ;
- être en bonne santé, c'est bien se reposer et bien dormir ;
- être en bonne santé, c'est vivre plus longtemps ;
- être en bonne santé, c'est ne pas avoir d'ennui de santé et ne pas être malade.

Il a également demandé ce que signifie « être malade » et, là encore, il a pu dégager 4 catégories de réponses :

- être malade, c'est le fait de ne pas se sentir dans son état normal ;

- être malade, c'est ressentir des symptômes de malaise physiologique ou psychologique ;
- être malade, c'est ne plus pouvoir faire ce qu'on a l'habitude de faire ;
- être malade, c'est être arrêté pour une durée déterminée.

Dans cette étude, la santé est perçue par la plupart comme l'état normal et représente la toile de fond de leur définition de la maladie. En outre, ce chercheur a constaté que la plupart des gens ont une compréhension de la santé multidimensionnelle, qui ne se limite pas aux seuls facteurs organiques et physiologiques mais inclut tous les aspects, notamment psychologiques, qui apportent un sentiment de bien-être et de bien vivre. Comme on dit alors dans ce cas, quand la santé va, tout va.

Conclusion

Le fait de dire qu'on est en bonne santé n'exprime pas seulement un état, mais une croyance qui désigne cet état de bien-être physique, mental, psychologique et social. Ainsi, en accordant une grande valeur à la santé, les personnes expriment une motivation importante concernant le fait de bien vivre.

2 Pourquoi est-il préférable de voir le verre à moitié plein plutôt que le verre à moitié vide ?

Effet de l'optimisme sur la santé

Face au pessimisme ambiant et aux événements parfois peu réjouissants dont nous sommes témoins, on nous propose souvent des produits miracles pour retrouver le bien-être et le plaisir de vivre. En réalité, pour être bien dans notre peau, il suffit parfois tout simplement de voir un peu plus la vie en rose que nous ne la voyons habituellement. Mais être optimiste, est-ce vraiment bénéfique pour la santé ?

Aujourd'hui, des recherches scientifiques viennent confirmer l'importance et le rôle de l'optimisme en montrant ses bienfaits sur notre cœur !

> Une étude effectuée durant 15 ans sur 545 hommes âgés de 64 à 84 ans s'est intéressée à cette question (Giltay, 2006). Le chercheur a posé aux participants des questions telles que « Avez-vous l'impression que la vie est pleine de promesses ? » ou « Avez-vous encore de nombreux objectifs à atteindre ? ». Les résultats ont montré que les optimistes avaient deux fois moins de risques de contracter des maladies cardiovasculaires. De plus, ceux qui sont optimistes ont tendance à le rester lorsqu'ils vieillissent.

Des recherches antérieures, réalisées par la même équipe, avaient déjà indiqué que l'optimisme était un facteur favorisant la santé en général et diminuait les risques de mortalité, par maladie cardiaque en particulier. En outre, un état d'esprit optimiste aide les personnes souffrant de maladie cardiaque à mieux faire face à leur état. En somme, être optimiste n'aurait que des avantages pour la santé !

> Une étude réalisée sur des femmes de plus de 50 ans a confirmé ce résultat : les femmes optimistes ont une meilleure santé cardiaque et une espérance de vie plus grande que les pessimistes (Tindle *et al.*, 2009). Les chercheurs ont suivi pendant 8 ans 97 253 femmes et leur ont demandé de répondre à de petits questionnaires pour évaluer leur degré d'optimisme tout en suivant leur état de santé. Les résultats ont montré que les optimistes ont 14 % de risques de décès (toutes causes confondues) en moins que les pessimistes.

Ainsi, les femmes dont le niveau d'hostilité cynique était le plus élevé avaient 16 % de risques supplémentaires de mourir que celles qui faisaient confiance aux autres. En outre, les colériques avaient 23 % de risques supplémentaires de contracter un cancer, alors que les optimistes avaient un risque de mortalité de 29 % plus faible. Dans cette étude, on a aussi observé que les femmes optimistes avaient moins d'hypertension, étaient moins sujettes au diabète, et fumaient moins que les pessimistes, tous ces facteurs étant souvent à l'origine de maladies cardiovasculaires. Cela explique également le fait que les femmes optimistes ont moins de risque de mourir à la suite de ce type de maladies.

Ces données ont clairement mis en évidence un lien entre optimisme et risque de maladie cardiovasculaire, en soulignant que le fait d'être optimiste était bon pour notre cœur.

Selon les auteurs, il existe plusieurs explications à cet effet bénéfique de l'optimisme sur la santé. D'abord, les optimistes ont un mode de vie plus sain, ils ont des profils de risque plus bas, ils mangent mieux, font plus d'exercice et fument moins. Ensuite, ils ont plus tendance à suivre les prescriptions de leur médecin et donc à faire attention à leur régime. Enfin, la conception qu'ils se font de la vie, l'image qu'ils ont d'eux-mêmes, leur vision du monde peuvent également avoir un impact sur leur santé, ce qui illustre le lien entre le corps et l'esprit, et indique à quel point le fait de voir le bon côté des choses est bon pour la santé.

Conclusion

Même si on ne peut pas déduire hâtivement que pour un optimiste, tout ira bien, ces études scientifiques montrent que l'optimisme a un rôle sur la santé. Votre cœur ne s'en portera que mieux et cela influencera votre qualité de vie. Ces recherches illustrent aussi l'importance des relations existant entre le psychisme et le physique. Si on a des pensées positives, si on ne se tracasse pas pour tout, si on est bien dans sa tête, on sera aussi bien dans son corps.

Voilà pourquoi l'optimisme est une attitude qui gagne à être développée pour améliorer la santé et augmenter la durée de vie. La plus importante association américaine regroupant les personnes de plus de 50 ans (www.aarp.org) rapporte ainsi les résultats d'une autre recherche faite sur 500 adultes âgés de 60 à 98 ans en montrant que l'optimisme est une attitude efficace pour faire face à la vie et que c'est un facteur plus important que la seule santé physique pour bien vieillir.

3 Saviez-vous que faire l'amour est bon pour la santé ?

Effet de la sexualité sur la santé

Comment l'amour peut-il affecter votre santé ?

> Une étude de l'INSEE (2007) indique que les personnes mariées vivent plus longtemps que les célibataires, divorcés ou veufs, ce qui pour les hommes d'un même âge, par exemple 50 ans, se traduit par le fait qu'un homme marié vit en moyenne 5 ans de plus qu'un veuf. « L'amour renforce la personnalité, donne une pulsion à l'instinct de vie. Une personne amoureuse fera plus en sorte d'être en bonne santé », conclut l'étude.

Ce n'est pas juste le fait d'être marié, mais le fait d'être amoureux dans un couple, d'avoir une vie amoureuse et de faire l'amour qui serait vraiment le plus important et pourrait avoir beaucoup d'impact sur la santé.

Dans un ouvrage qui a présenté de nombreuses études sur l'amour et la santé, Ornish (1998) a montré à partir d'une recherche portant sur 10 000 hommes mariés ayant des facteurs de risque élevés d'hypertension artérielle, de diabète et de cholestérol, que ceux qui se sentaient aimés par leur femme ont connu moitié moins d'angines de poitrine que ceux qui croyaient que leur femme ne les aimait pas.

Depuis de nombreuses années, diverses études s'intéressent aux effets de l'amour sur la santé en montrant que les câlins sous la couette sont effectivement bénéfiques pour la santé ! Elles soulignent qu'en règle générale, des relations sexuelles régulières sont parmi les facteurs qui allongent la durée de vie. Des chercheurs suédois ont ainsi observé chez des hommes de 70 ans n'ayant plus de relations sexuelles depuis plusieurs années un taux de mortalité plus élevé que la moyenne.

Une étude britannique portant sur 918 hommes de 45 à 59 ans et suivis pendant 4 ans a montré que durant cette période, le taux de mortalité des hommes ayant au moins deux relations sexuelles par semaine était deux fois moins élevé que pour ceux qui en avaient moins d'une par mois (Smith *et al.*, 1997).

Dans une perspective similaire, une autre étude a cherché à saisir l'influence de la relation sexuelle sur la réponse au stress (Brody, 2006). Un groupe de 22 hommes et 24 femmes en bonne santé a été recruté par annonce pour participer à une étude sur l'effet de fortes doses de vitamine C sur le stress. En réalité, ce sont les sujets témoins, c'est-à-dire ceux qui n'ont pas eu de vitamine C, qui ont été retenus pour l'expérience. On leur a demandé de noter durant 2 semaines quelles étaient leurs relations intimes : rapports sexuels avec pénétration, masturbations, autres pratiques amoureuses et sexuelles. Pour évaluer la fiabilité des affirmations, le chercheur a utilisé l'indice de mensonge calculé à partir de l'inventaire de personnalité d'Eysenck, ce qui a permis d'écarter les déclarations peu fiables. Au cours de l'entretien, les candidats ont été informés qu'ils seraient sollicités pour faire un exposé en public sur leur travail devant des personnes chargées de les évaluer et qu'à la suite, ils seraient soumis à un exercice de calcul mental. Ce protocole expérimental permettait de provoquer un stress suffisant qui pouvait être mesuré par l'augmentation de la tension artérielle durant l'expérience et sa vitesse de retour à la normale après. Les résultats sont intéressants : ceux qui avaient déclaré des relations sexuelles avec pénétration étaient les moins stressés et avaient une pression artérielle la plus basse que ceux qui avaient déclaré d'autres types d'expériences sexuelles ou pas de relations du tout. Selon cette étude, les effets bénéfiques ne sont pas liés à des traits psychologiques de certains individus ou à des variables comme l'âge, le nombre de partenaires ou l'épanouissement personnel, mais bel et bien au fait de faire l'amour. Faire l'amour est donc bon pour la santé, en plus d'être un remède antistress en toutes circonstances.

D'autres études ont observé les effets thérapeutiques des relations sexuelles sur la santé en évaluant l'état du système immunitaire. À cet effet, on mesure les niveaux d'immunoglobuline A (IgA) liés à la présence d'agents pathogènes comme les rhumes et autres infections qui déclenchent une réaction du système immunitaire. Faire l'amour une ou deux fois par semaine renforcerait le système immunitaire.

Pour savoir si les relations sexuelles peuvent modifier les niveaux d'immunoglobuline, des chercheurs de l'université de Pennsylvanie (Charnetski et Brennan, 2004) ont demandé à 111 volontaires (44 hommes et 67 femmes) quelle était la fréquence de leurs relations sexuelles au cours du mois précédent : aucune, au moins une fois par semaine, une ou deux fois par semaine, trois fois ou plus par semaine. Puis, on a prélevé des échantillons de salive sur chacun pour mesurer justement les niveaux d'immunoglobuline, ces premières lignes de défense du corps contre les antigènes. Les chercheurs ont également interrogé les participants sur la durée de leurs relations sexuelles et leur niveau de satisfaction.

> Les résultats ont montré que les participants ayant eu des rapports sexuels au moins une fois par semaine avaient une légère augmentation d'immunoglobuline A par rapport à ceux qui n'avaient eu aucune relation. En revanche, ceux qui avaient eu un ou deux rapports sexuels par semaine avaient une augmentation de 30 % de leur niveau d'immunoglobuline A comparé aux deux groupes précédents. Ceux qui avaient des relations sexuelles plus fréquentes (trois fois ou plus par semaine) avaient des niveaux plus bas que ceux qui n'avaient aucune relation. Enfin, plus la durée et la satisfaction étaient élevées, plus le niveau d'immunoglobuline A l'était lui aussi.

Faire l'amour semble ainsi être un puissant protecteur immunologique, car il offre deux avantages importants : le plaisir et la relaxation. Mais les effets bénéfiques sur la santé ne s'arrêtent pas là : faire l'amour pourrait également être un remède préventif dans l'apparition de certains cancers.

> Une étude japonaise (Prostate, 1990) portant sur 100 hommes suivis pendants trois ans a indiqué une baisse du risque de cancer de la prostate liée à des relations sexuelles régulières. Mais les chercheurs ont également observé une augmentation du risque si les activités sexuelles étaient plus fréquentes entre 30 et 50 ans.

Ces différents travaux tendent à indiquer d'une manière générale que faire souvent l'amour est réellement bénéfique pour la santé.

Conclusion

Face aux soucis et tracas de la vie quotidienne, nous disposons en fait tous d'un remède simple et efficace, et qui plus est ne coûte rien : c'est l'amour. Faire l'amour est bon pour la santé soulignent toutes les recherches sur le sujet. Et pratiquement toutes indiquent les nombreux effets bénéfiques qui l'accompagnent : meilleure espérance de vie, prévention des problèmes de santé et même de certains cancers. Alors pourquoi ne pas s'occuper agréablement de sa santé ?

4 La musique de Mozart vous rend-elle plus intelligent ?

Effet de la musique sur les performances cognitives

La musique occupe une place plus ou moins grande dans la vie de chacun. Il y a des musiques qu'on aime et d'autres pas. On aime la musique en particulier pour sa beauté. Écouter une belle musique ça fait du bien !

Mais des études ont également montré que la musique pouvait avoir d'autres effets.

Des chercheurs de l'université de Californie à Irvine (Rauscher *et al.*, 1993) ont testé l'effet de la musique sur les performances cognitives, et ils se sont particulièrement intéressés à la musique de Mozart. Les participants de l'étude, au nombre de 36, ont été soumis à trois conditions expérimentales :

- le premier groupe a écouté le premier mouvement de la Sonate pour 2 pianos en ré majeur de Mozart,
- le deuxième groupe a écouté un morceau de musique de relaxation : *The Shining One* de Thorton,
- et le troisième groupe était invité à rester en silence dans une salle.

Après cela, on a demandé aux participants d'effectuer deux tâches d'habileté cognitive et une tâche de mémoire spatiale. La première tâche consistait à identifier l'enchaînement logique entre une série d'items (*patterns analysis test*) ; la deuxième avait pour but de faire le lien entre deux éléments, comme une feuille et un arbre par exemple (*multiple-choice matrix test*) ; et la tâche spatiale consistait à plier ou à couper du papier pour reproduire plusieurs structures (*paper folding and cuttering test*).

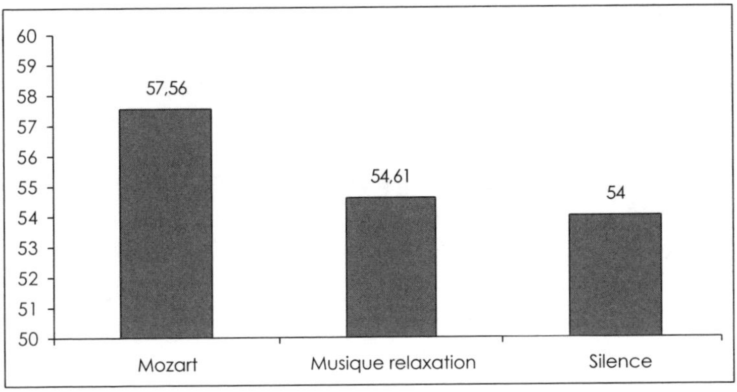

Figure 1.1 – *Scores obtenus aux tâches réalisées dans les trois conditions expérimentales.*

Les résultats (figure 1.1) ont démontré que ceux qui avaient écouté la musique de Mozart ont obtenu des résultats supérieurs dans les trois tâches et ont obtenu un score de leur quotient intellectuel de 8 à 9 points plus élevé que ceux des deux autres groupes.

Cette expérience a connu le succès sous le nom d'« effet Mozart », terme inventé en réalité dans les années cinquante par Tomatis alors qu'il avait constaté que les hautes fréquences, bénéfiques pour l'organisme, étaient nombreuses dans la musique de Mozart et qu'elles étaient particulièrement stimulantes sur les capacités cognitives des enfants de moins de 3 ans.

Depuis, la musique a passionné les scientifiques et d'autres études ont démontré qu'elle pouvait avoir de nombreux effets bénéfiques non seulement sur les capacités intellectuelles, mais aussi sur l'état de santé en général.

5 Pourquoi votre musique préférée fait-elle rire votre cœur ?

Effet de la musique sur le système cardiovasculaire

Vous avez probablement déjà ressenti ce petit frisson qui vous a saisi en écoutant un de vos airs préférés. Les scientifiques appellent cela « le frisson musical », et ils ont découvert que le fait d'écouter une musique qu'on aime était bon pour la santé, et particulièrement pour le système cardiovasculaire.

Des chercheurs de la faculté de médecine de l'université du Maryland, qui avaient déjà montré que le rire était bon pour les malades cardiaques, ont également découvert que l'écoute de ses musiques favorites avait des effets bénéfiques sur la santé. C'est la conclusion à laquelle est parvenue l'équipe du Dr Miller, cardiologue de cette faculté.

Cette étude (Miller *et al.*, 2008) a porté sur un groupe de 10 personnes et comportait quatre conditions expérimentales de 30 minutes chacune, au cours desquelles on a présenté successivement :

- une musique que les sujets appréciaient et qui les rendait heureux ;
- une musique qui les stressait et les rendait anxieux ;
- une musique qui aidait à la relaxation ;
- des bandes vidéo comiques qui entraînaient le rire.

Pour chacune de ces situations, on a mesuré la dilatation des vaisseaux sanguins de chaque participant car on cherchait d'éventuelles variations en fonction des différentes conditions d'écoute de la musique. Les résultats ont permis de dégager des effets tout à fait significatifs (figure 1.2) :

- lorsque les sujets écoutaient leur musique préférée, leurs vaisseaux sanguins se dilataient de 26 % ;
- lorsqu'ils visionnaient des vidéos comiques, ils se dilataient de 19 % ;
- lorsqu'ils écoutaient de la musique relaxante, ils se dilataient de 11 % ;
- lorsqu'ils écoutaient de la musique qu'ils jugeaient stressante, leurs vaisseaux sanguins rétrécissaient de 6 %.

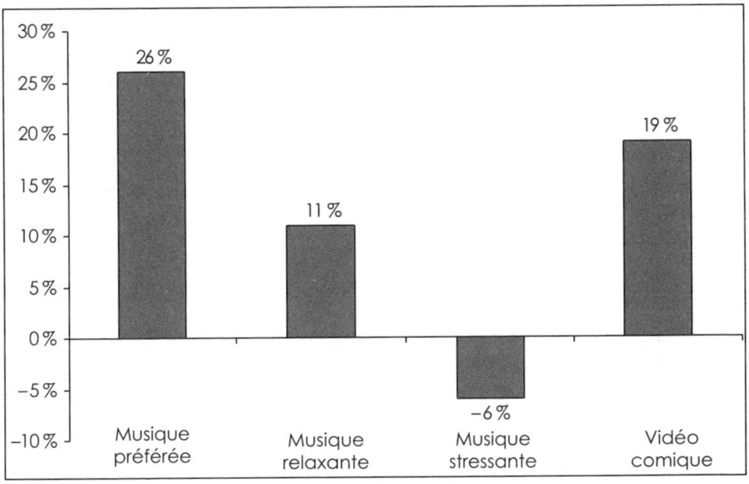

Figure 1.2 – *Taux de dilatation des vaisseaux sanguins.*

Au vu de ces résultats, le Dr Miller a affirmé qu'il ne s'attendait pas à trouver des variations aussi importantes : « J'ai été impressionné par la forte différence observée avant et après l'écoute de sa musique préférée, de même qu'entre l'écoute d'une musique que l'on aime et une musique qui nous stresse », souligne-t-il (Miller *et al.*, 2008). Il s'avère que dans le cas du groupe étudié, la musique préférée par la plupart était la musique country.

Comment expliquer un tel effet de la musique ? Selon Miller, si on avait choisi d'autres participants, d'autres types de musique auraient pu provoquer les mêmes effets. C'est donc la musique qui nous plaît qui a la capacité d'éveiller en nous ces sensations bienfaisantes. Et surtout, ce sont les émotions suscitées par la musique, plus que la musique elle-même, qui ont cet effet « dilatateur » sur les vaisseaux sanguins en libérant des endorphines, ces neurotransmetteurs du cerveau qui feraient « la connexion entre l'esprit et le cœur ». « Ces résultats suggèrent une autre stratégie préventive que nous pouvons utiliser dans la vie de tous les jours afin de promouvoir une bonne santé du cœur », conclut le Dr Miller.

La musique procure ainsi des effets bienfaisants du fait qu'elle stimule des zones du cerveau qui sécrètent endorphine et dopamine, et cette stimulation est d'autant plus importante que la musique est appréciée par son auditeur.

6 Pourquoi vous asseoir à gauche de l'homme que vous voulez séduire plutôt qu'à sa droite ?

Asymétrie du visage et santé

Avez-vous déjà remarqué que votre visage n'est pas parfaitement symétrique ? Essayez de prendre une photo et de réaliser un montage afin d'obtenir un visage composé de ses deux moitiés droites et un autre de ses deux moitiés gauches. Vous constaterez alors que ces deux visages sont légèrement différents du vôtre. Et il y a fort à parier que l'un des deux vous paraîtra mieux que l'autre ! Certaines études se sont ainsi intéressées à l'asymétrie du visage des individus et à ses effets sur la perception de leur santé.

Dans ce but, Reis et Zaidel (2001) ont utilisé des photos de visages masculins et féminins, qu'ils ont au préalable modifiées. Chaque visage était coupé en deux afin d'obtenir une moitié droite et une moitié gauche. Chaque moitié était ensuite inversée par un effet de miroir et associée à la première moitié afin d'obtenir des visages parfaitement symétriques. Chaque visage initial aboutissait donc à la photo de deux visages : l'un constitué de ses deux moitiés droites, et l'autre de ses deux moitiés gauches. Au total, les chercheurs ont utilisé pour leur étude 38 paires de visages d'individus âgés de 18 à 26 ans : 21 appartenaient à des femmes et 17 à des hommes.

Ils ont ensuite présenté à 24 sujets droitiers (12 hommes et 12 femmes) chaque paire d'un même visage sur l'écran d'un ordinateur. L'ordre de présentation des visages ainsi que leur position sur l'écran était contrebalancé. Les sujets devaient alors indiquer lequel de ces deux visages leur paraissait en meilleure santé. Ils pouvaient choisir entre trois modalités de réponse : « visage droit » (composé des 2 moitiés droites du visage), « visage gauche » (les deux moitiés gauches du visage) ou « pareil » s'ils estimaient qu'il n'y avait pas de différence entre les deux.

Leurs résultats (figure 1.3) mettent en évidence que lorsque les sujets évaluent un visage de femme, ils choisissent préférentiellement le visage composé des deux moitiés droites. C'est-à-dire qu'ils estiment en moyenne que le visage droit parait en meilleure santé que le visage gauche. En revanche, aucune différence significative n'est observée lorsque les sujets évaluent un visage d'hommes.

Les chercheurs ont également voulu vérifier que le sexe des sujets n'influençait pas leur réponse. Ils ont donc distingué les réponses des hommes de celles des femmes, et n'ont identifié aucune différence significative : les hommes comme les femmes choisissent préférentiellement le visage droit lorsqu'ils évaluent un visage de femme, mais ne manifestent pas de préférence significative pour un visage d'homme.

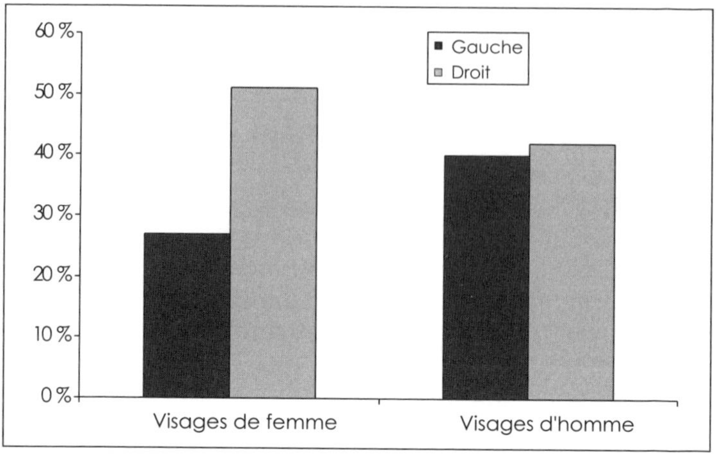

Figure 1.3 – *Pourcentage de visages choisis comme paraissant en meilleure santé.*

Dans un second temps, les chercheurs ont souhaité comparer ces résultats avec ceux qu'ils avaient obtenus lors d'une précédente recherche. La procédure et les visages utilisés étaient les mêmes, sauf que les sujets devaient indiquer lequel des deux visages symétriques leur paraissait le plus attirant. Conformément à leurs attentes, les analyses statistiques font apparaître des résultats tout à fait similaires dans leurs deux études. En effet, ils avaient précédemment montré qu'un visage féminin composé de ses deux moitiés droites était jugé plus attirant que celui composé de ses deux moitiés gauches ; tandis qu'il n'y avait aucune différence significative entre les deux pour un visage d'hommes (Zaidel *et al.*, 1995).

Il semble donc que l'asymétrie du visage ne soit pas perçue de la même façon selon qu'il s'agisse d'un homme ou d'une femme.

Conclusion

En conclusion, les auteurs font un parallèle entre leurs résultats et la théorie biologique stipulant que chez les animaux, l'attractivité d'un individu est étroitement liée à la perception de son état de santé, ceci afin de garantir la survie de l'espèce : un animal aura plus de chance de trouver un partenaire s'il est en bonne santé, et aura donc plus de chances de se reproduire. Au vu de leurs résultats, Reis et Zaidel (2001) estiment que ce principe semble également s'appliquer à l'espèce humaine. En effet, un visage féminin composé de ses deux moitiés droites est non seulement jugé en meilleure santé mais également plus attirant qu'un visage composé de ses deux moitiés gauches.

Maintenant que vous avez lu les résultats de cette étude, Mesdames, pensez à vous asseoir à gauche de l'homme que vous voulez séduire plutôt qu'à sa droite. Vous lui permettrez ainsi d'admirer votre profil droit, perçu comme plus attirant et reflétant une meilleure santé !

7 Pourquoi un milliardaire avare est-il moins heureux qu'un smicard généreux, ou comment l'argent fait-il le bonheur ?

Effet de la générosité sur le bonheur et la santé

« L'argent ne fait pas le bonheur », dit le vieil adage. Les gens riches ne sont pas les plus heureux du monde. Mais se peut-il que l'argent fasse néanmoins le bonheur ? Oui, s'il est dépensé pour les autres et non pour soi-même, concluent plusieurs études scientifiques.

Elizabeth Dunn, professeur de psychologie à Vancouver, a mené une série de recherches rigoureuses qui ont montré que le fait de dépenser de l'argent pour les autres donnait du bonheur à celui qui le dépensait et pas seulement à celui qui le recevait. Alors que beaucoup d'études ont analysé l'effet de l'argent dépensé pour soi sur le bonheur, la recherche de Dunn suggère que le fait de donner de l'argent aux autres a un impact beaucoup plus positif sur le bonheur que celui de le dépenser pour soi-même. Une des explorations les plus intrigantes de cette recherche a été de constater que les gens dépensent souvent leurs gains dans la poursuite de buts qui représentent en fait une charge de plus par rapport au bonheur, car ils pensent que le bonheur peut s'acheter comme un bien de consommation. Ironiquement, le pouvoir de l'argent pour accroître le bonheur peut être subverti par les types de choix qui amplifient le fait qu'on pense encore plus à l'argent : le simple fait de savoir qu'on a de l'argent rend moins probable l'aide qu'on peut apporter à ses connaissances, à donner par charité ou à consacrer de son temps pour les autres, toutes formes de comportements qui sont fortement associées au bonheur. Mais en même temps, l'argent peut constituer un vecteur puissant pour l'accomplissement de tels buts prosociaux. L'utilisation de l'argent faite de cette manière, à savoir investir ses revenus pour les autres plutôt que pour soi, peut avoir des bénéfices mesurables pour son propre bonheur.

Dans ce but, Dunn et ses collègues (2008) ont mené trois expériences auprès d'un large public pour vérifier si les personnes en question étaient plus heureuses quand elles avaient dépensé plus d'argent pour elles-mêmes que pour les autres.

La première recherche a été effectuée sur un échantillon représentatif de 632 Américains dont 55 % de femmes, afin de mesurer leur propension au bonheur suivant leur revenu annuel, leurs dépenses courantes, les cadeaux à soi-même, les cadeaux aux autres et les dons de bienfaisance. Dans chaque cas, les personnes étaient invitées à noter sur une échelle de 1 à 5 leur degré de satisfaction après avoir effectué la dépense en question. Les résultats ont montré que la façon dont les gens dépensent leur argent est aussi importante que la quantité qu'ils possèdent. De plus, le fait de dépenser de l'argent pour les autres représente un chemin plus efficace vers le bonheur que de dépenser l'argent pour soi-même.

La deuxième étude a été réalisée auprès d'employés d'une compagnie d'assurances qui avaient reçu une prime de fin d'année allant de 3 000 à 8 000 dollars. L'enquête cherchait à mesurer si les employés éprouvaient un bonheur plus grand après avoir reçu leur prime en la dépensant pour les autres plutôt que pour eux-mêmes. Six à huit semaines après avoir reçu leur prime, les employés ont indiqué quel pourcentage ils avaient dépensé pour leurs factures personnelles, pour leur loyer et emprunts, pour des achats personnels, pour offrir quelque chose à quelqu'un d'autre, pour des dons de charité et autres. Les réponses indiquent clairement que ceux qui ont consacré une part de leur prime à des causes sociales ont éprouvé le plus de bonheur, et la manière dont ils l'ont dépensé était un prédicteur beaucoup plus important de leur bonheur que la prime en elle-même. Cette étude a montré que ceux qui avaient donné un tiers de leur argent à des causes humanitaires ou sociales avaient un coefficient de bonheur supérieur de 20 % à ceux qui avaient tout gardé et dépensé pour eux.

La troisième expérience a été menée avec des étudiants canadiens qui avaient reçu en début de journée une enveloppe contenant entre 5 et 20 dollars avec la consigne de les avoir dépensés pour 5 heures de l'après-midi. On avait demandé à la moitié du groupe de dépenser cet argent pour leurs achats personnels, factures ou cadeaux qu'ils pouvaient s'offrir. L'autre moitié du groupe devait avoir dépensé l'argent pour un cadeau offert à quelqu'un ou pour un don de charité. Cette analyse a révélé un effet significatif majeur : les étudiants qui avaient dépensé leur argent pour les autres ont éprouvé un bonheur nettement plus élevé.

Parallèlement à ce type d'études, d'autres chercheurs ont voulu savoir d'une manière plus large si le fait de rendre service, d'aider les autres pouvait avoir une influence sur la santé.

Dans une enquête de l'Institute for Social Research de l'université du Michigan à Ann Arbor, Stéphanie Brown et ses collaborateurs (2003) ont suivi durant 5 ans 423 couples qui rendaient service ou venaient en aide matériellement à une autre personne, même si ce n'était qu'une fois par an. Le type de service ou d'aide pouvait aller du soutien aux membres éloignés d'une famille à la garde des enfants. Ces gestes de générosité n'étaient l'objet d'aucune compensation financière. Les chercheurs ont aussi inclus dans ce type d'aide le soutien affectif entre conjoints. Enfin, les participants de cette étude ont répondu à un questionnaire portant sur leur mode de vie. Les résultats ont montré que ceux qui rendaient service étaient en meilleure santé et avaient un risque de mortalité de 40 à 60 % plus faible que ceux qui disaient n'avoir jamais aidé personne au cours de l'année précédente.

Le fait de rendre service n'est donc pas étranger à la santé. Bien au contraire, il est apparu dans cette étude comme un facteur clé de la santé car le fait de donner, comme l'a souligné Stéphanie Brown, produit des sentiments positifs. Shelley Taylor, professeur de psychologie à l'université de Californie à Los Angeles, le confirme dans son ouvrage *The Tending Instinct* (2003) : « Le fait de rendre service peut aider à soulager du stress accumulé et cela procure des bénéfices psychologiques du fait que vous donnez un sens à votre vie. »

Conclusion

L'argent peut donc bel et bien faire le bonheur, et même nous garder en meilleure santé ! Pourvu qu'on le donne aux autres. Cela engendre non seulement le sentiment d'être utile, mais un bien-être, source de vrai bonheur. À l'heure de la consommation à outrance et du chacun pour soi, le constat que le fait de donner son argent rend plus heureux que celui de le dépenser pour soi est une leçon pleine d'espoir tant du point de vue psychologique que social.

8 Pourquoi Lucky Luke a-t-il arrêté de fumer ?

Influence des médias sur la consommation de tabac

La lutte contre le tabac est depuis plusieurs années une des principales préoccupations de santé publique. Interdiction de faire de la publicité pour le tabac, augmentation du prix du tabac, interdiction de fumer dans les lieux publics sont autant de mesures mises en place afin de lutter contre la cigarette.

En 1983, Lucky Luke remplace ainsi sa cigarette par un brin d'herbe et, en 1988, Morris sera récompensé par l'Organisation Mondiale de la Santé pour son initiative dans le cadre de la Journée mondiale sans cigarette, estimant qu'il avait montré le bon exemple. L'idée était qu'un personnage qui fume, dans une bande dessinée ou un film, pouvait peut-être inciter les enfants et adolescents à commencer de fumer. Et c'est ce qu'ont montré plusieurs études réalisées auprès d'adolescents : le fait de visionner un film avec des scènes où les gens fument augmente les attitudes positives des adolescents envers la cigarette ainsi que leur désir de fumer.

Mais observe-t-on un comportement similaire chez les fumeurs ? Ont-ils tendance à fumer plus lorsqu'ils voient quelqu'un fumer ? C'est ce qu'a mis en évidence une équipe de chercheurs auprès de jeunes adultes.

Shmueli *et al.* (2010) ont réalisé une étude dont l'objectif était d'évaluer dans quelle mesure le fait de voir des gens fumer dans un film pouvait augmenter la consommation de tabac des fumeurs. Ils ont demandé à 100 sujets (55 hommes et 45 femmes) fumeurs, âgés de 18 à 25 ans, de visionner un film de 8 minutes qui comprenait (groupe expérimental) ou non (groupe contrôle) des scènes où les personnages fumaient. Il s'agissait d'un montage réalisé à partir d'extraits de films récents.

À leur arrivée au laboratoire, les sujets devaient remplir un questionnaire visant à recueillir un certain nombre de données les concernant, ce qui a permis de vérifier qu'il n'y avait aucune différence significative entre les deux groupes sur les variables sociodémographiques, sur le nombre de cigarettes fumées la veille (11 pour les sujets du groupe expérimental et 10 pour ceux du groupe contrôle), sur le temps écoulé depuis la dernière cigarette et sur leur intention d'arrêter ou non de fumer : les deux groupes étaient donc comparables.

Ils regardaient ensuite l'un des deux films, et, juste après, remplissaient un questionnaire visant à évaluer les symptômes associés au manque de nicotine. Ils étaient ensuite invités à faire une pause de 10 minutes et à quitter la pièce pour que l'expérimentateur puisse préparer la suite de l'expérience. La principale mesure de l'étude était en fait de comptabiliser le nombre de sujets qui profiteraient de cette pause pour sortir fumer. Après la pause, les sujets répondaient à un autre questionnaire et pouvaient partir. Enfin, ils étaient recontactés par téléphone le lendemain afin de savoir au bout de combien de temps après leur départ du laboratoire ils avaient allumé une cigarette.

Les résultats (figure 1.4) indiquent que 64 % des sujets ayant vu le film avec des scènes où les gens fument ont profité de la pause pour sortir fumer alors qu'ils n'étaient que 44 % dans le groupe contrôle. Ils ont également été plus nombreux (62,5 %) à fumer dans la demi-heure qui a suivi leur départ que ceux du groupe contrôle (37,5 %). En revanche, les chercheurs n'ont observé aucune différence significative entre les deux groupes concernant les symptômes de manque de nicotine et l'urgence à fumer. Le film aurait donc bien un rôle d'incitation psychologique, mais ne semble pas avoir d'influence sur les symptômes de dépendance physique.

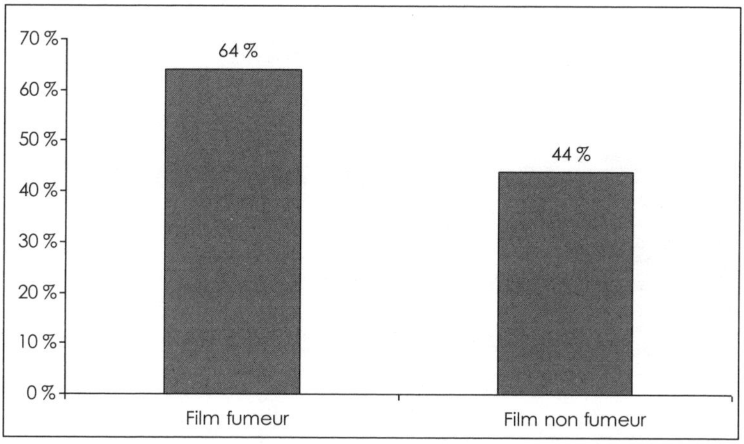

Figure 1.4 – *Pourcentage de sujets ayant fumé pendant la pause.*

Leurs analyses statistiques mettent en évidence un lien causal direct entre le fait de visionner un film fumeur et une consommation de tabac pendant la pause.

Conclusion

Voir une scène dans laquelle les acteurs fument a donc un effet sur la consommation immédiate de tabac des fumeurs. Les auteurs en concluent que le fait de voir d'autres personnes fumer, et même le simple fait de voir un paquet de cigarette ou un cendrier, peut inciter les fumeurs à fumer. Selon eux, si une personne souhaite arrêter de fumer, l'idéal serait qu'elle n'ait plus sous les yeux de cigarette, d'accessoires liés au tabagisme, ou d'images de paquets de cigarettes. Pour eux, ces résultats pourraient avoir des applications pratiques dans les campagnes de prévention contre le tabagisme. En effet, la présence d'un paquet de cigarettes ou d'une cigarette dans un spot de lutte contre le tabac pourrait avoir tendance à inciter les fumeurs à fumer immédiatement.

Lucky Luke a donc eu raison d'arrêter de fumer...

9 Les jeux vidéo sont-ils nocifs pour la santé de vos enfants ?

Jeux vidéo sédentaires et actifs

Vous savez probablement que la plupart des enfants aiment jouer à des jeux vidéo. Mais certains d'entre eux ont parfois tendance à rester accrochés à leur jeu pendant des heures et à y passer tout leur temps libre. Un des effets néfastes généralement mis en avant est le caractère sédentaire de ces jeux : l'enfant est assis sur le canapé, il ne bouge quasiment pas et dépense donc très peu d'énergie. Mais la nouvelle génération de consoles de jeux a quelque peu changé la donne. En effet, il existe maintenant un type de consoles de jeux où le joueur est plus actif : basée sur la détection des mouvements du joueur, cette console implique qu'il bouge et ne reste pas assis en permanence. Par exemple, si vous voulez jouer à un jeu de tennis, il vous faudra tenir votre manette de jeu comme une raquette et faire les mêmes mouvements de bras que si vous étiez sur un court.

Certains chercheurs ont alors voulu savoir quels étaient les impacts de ces deux types de console de jeu sur la santé des enfants.

Penko *et al.* (2010) ont ainsi réalisé une étude auprès de 24 enfants (12 garçons et 12 filles) âgés de 8 à 12 ans. Parmi ces enfants, 11 avaient une corpulence normale (4 garçons et 7 filles) sur la base de leur indice de masse corporelle (IMC), et 13 étaient en surpoids (8 garçons et 5 filles). Chaque enfant devait réaliser 4 types d'activités, chacune pendant 10 minutes :

- se reposer : l'enfant se reposait 10 minutes en restant assis tranquillement ;
- marcher sur tapis à un rythme normal ;
- jouer à un jeu vidéo sédentaire, soit un jeu vidéo traditionnel où il joue assis : il s'agissait ici d'un jeu de boxe ;
- jouer à un jeu vidéo physiquement actif correspondant à la nouvelle génération de jeux vidéo avec capteurs de mouvements où l'on doit jouer debout et bouger : il s'agissait ici du jeu de boxe sur la console *Wii*.

La phase de repos avait toujours lieu en premier, puis les trois autres activités étaient proposées dans un ordre contrebalancé. Entre deux sessions actives (marche ou jeu), l'enfant se reposait 5 minutes afin de pouvoir retrouver un rythme cardiaque normal.

Pendant toute la durée de l'expérience, les chercheurs enregistraient à l'aide d'appareils spécifiques le rythme cardiaque des enfants (nombre de battements par minute) ainsi que la quantité d'oxygène consommée (en ml par kg et par minute). Les enfants devaient également indiquer pour les 3 sessions actives leur goût pour cette activité (de 0 « n'aime pas du tout » à 10 « aime beaucoup ») ainsi que leur niveau d'effort perçu.

Les résultats (tableau 1.1) indiquent que le rythme cardiaque augmente significativement entre la période de repos et celle de jeu sédentaire, entre la session de jeu sédentaire et la marche, et entre la marche et le jeu actif sur *Wii*. Une augmentation similaire est observée pour la consommation d'oxygène. Aucune différence significative n'est en revanche observée pour ces deux indicateurs entre les enfants en surpoids et ceux de corpulence normale.

Sur la base de ces indicateurs physiologiques, l'énergie dépensée par les enfants pendant le jeu sur *Wii* est équivalente à celle d'une activité physique modérée.

Tableau 1.1 – *Rythme cardiaque et consommation d'oxygène lors des différentes sessions.*

(Les lettres en exposant indiquent les différences significatives en lignes)

	Repos	Jeu vidéo sédentaire	Marche	Jeu vidéo actif (*Wii*)
Rythme cardiaque	$84{,}4^{a}$	$91{,}1^{b}$	$105{,}9^{c}$	$121{,}4^{d}$
Consommation d'oxygène	$5{,}1^{a}$	$5{,}4^{b}$	$10{,}2^{c}$	$11{,}7^{d}$

De plus, les enfants ont indiqué qu'ils préféraient significativement le jeu de boxe actif sur *Wii* (m = 8,5) au jeu de boxe sédentaire (m = 6,9), chacun des deux étant préféré à la marche (m = 6).

Une fois cette partie de l'expérience terminée, les enfants étaient invités à réaliser deux tâches sur un ordinateur. Ces tâches leur permettaient de gagner des points, chaque point correspondant à une minute de jeu sur l'un des deux jeux précédents. Les enfants pouvaient choisir de travailler pour obtenir des minutes de jeu sur l'une des deux consoles ou les deux à la fois. Le but était ici d'obtenir une mesure objective de la préférence des enfants pour ces jeux en évaluant leur motivation à y rejouer.

Les résultats mettent en évidence un profil de réponse différent entre les deux groupes d'enfants : si les enfants de corpulence normale manifestent une préférence significative pour le jeu actif sur *Wii*, les enfants en surpoids manifestent en revanche une légère préférence pour le jeu sédentaire.

Conclusion

Cette étude a permis de montrer qu'une console de jeu actif, telle que la Wii, a l'avantage d'allier le ludique à une activité physique modérée. Ce type de console permet donc d'augmenter les activités physiques de votre enfant. Toutefois, elle ne saurait remplacer une réelle activité physique extérieure !

10 Pourquoi les chances d'être en bonne santé ne sont-elles pas les mêmes pour tous ?

Santé et statut social

La recherche médicale a montré l'importance du patrimoine génétique de chacun, où les facteurs biologiques peuvent agir de façon positive ou négative sur le développement de la santé. Ainsi, il y a quelques années, l'OMS a élaboré une mesure de l'état de santé basée sur le Disease Adjusted Life Year (DALY), qui est une méthode de calcul du déficit de santé qui comptabilise les années de vie en bonne santé perdues du fait d'un mauvais état de santé ou d'une invalidité.

Or parmi les causes qui influencent l'état de santé, quel rôle joue le milieu social ? Les enfants d'ouvriers et de cadres ont-ils les mêmes chances d'être en bonne santé ? C'est la question encore peu explorée à laquelle des recherches ont essayé de répondre.

Réalisée à partir de l'enquête SHARE (Survey on Health, Ageing, Retirement in Europe) menée en 2004-2005, une recherche montre que la santé dépend du milieu social d'origine et que l'état de santé des deux parents a un effet direct sur la santé de l'enfant à l'âge adulte (Devaux *et al.*, 2007). L'étude porte sur un échantillon de 2 695 personnes, âgées de 49 ans et plus. Sur la base des informations fournies relatives au milieu social d'origine et à la situation actuelle, un indicateur de l'état de santé des parents fondé sur leur longévité relative par rapport à leur longévité espérée à la naissance a été construit. Il correspond à l'écart entre l'âge au moment du décès effectif (pour les parents décédés) ou attendu (pour les parents vivants) et l'espérance de vie à la naissance de leur génération.

Trois hypothèses ont été retenues (figure 1.5) :

- l'hypothèse de latence : les conditions de vie de l'enfance auraient un effet direct sur la santé à l'âge adulte ;
- l'hypothèse de cheminement : les conditions de vie de l'enfance auraient un effet indirect sur l'état de santé *via* le futur statut socio-économique ;
- l'hypothèse de transmission de l'état de santé : la santé est un capital qui évolue tout au long du cycle de vie, mais reste marqué par le niveau initial en partie lié à l'état de santé des parents, par l'intermédiaire du patrimoine génétique commun.

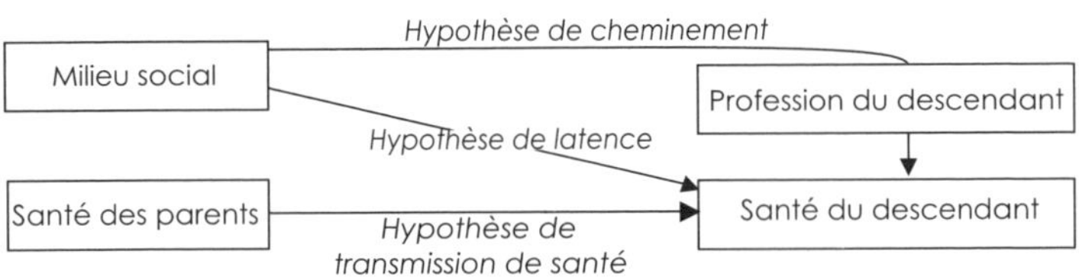

Figure 1.5 – *Représentation schématique des trois hypothèses testées.*

Les résultats montrent d'abord que la probabilité d'avoir un bon état de santé augmente avec le niveau social d'origine : plus ce niveau social de départ est élevé, plus les chances d'avoir un bon état de santé sont significativement grandes. Ce premier résultat confirme le fait que la proportion de personnes adultes se jugeant en mauvaise santé est plus importante lorsque le père appartenait à un milieu défavorisé.

Le deuxième constat souligne que la profession exercée a une influence très significative sur l'état d'une personne. Ainsi, un cadre supérieur a plus de chances d'avoir un bon état de santé qu'un ouvrier ou un employé non qualifié.

Il n'y a donc pas d'effet direct de la profession du père sur la santé de son enfant à l'âge adulte, mais un effet indirect lié à l'influence de la profession du père sur celle de son enfant. En revanche, la profession de la mère a un effet direct sur la santé de son enfant à l'âge adulte. Ce type d'impact significatif est le reflet non seulement d'une influence directe du niveau de vie sur la santé, mais aussi du niveau d'éducation de la mère sur la santé à l'âge adulte.

Enfin, les individus dont les parents étaient ou sont en meilleure santé ont significativement plus de chances d'avoir à leur tour un bon état de santé. Quand en plus on considère le niveau d'études de ces individus, on observe une association significative entre éducation et état de santé à l'âge adulte : plus le diplôme obtenu est élevé, plus les chances d'avoir un bon état de santé augmentent. Ce constat suggère que l'éducation est un facteur susceptible de réduire l'impact négatif des caractéristiques sociales et de la santé des parents, et donc la transmission intergénérationnelle des inégalités sociales de la santé.

Conclusion

Être en bonne santé n'est pas qu'une question biologique, c'est aussi une question de milieu social. Cette analyse a permis de saisir comment fonctionne l'influence du milieu social d'origine sur la santé. Elle montre qu'un milieu social favorisé, surtout du côté de la mère, facilite également les soins et l'éducation en offrant aux enfants plus de chances de faire des études et d'accéder ensuite à un statut associé à une bonne espérance de vie.

Mais cette étude souligne qu'en France, la santé est aussi un objet d'inégalités sociales en raison des différences persistantes de l'état de santé liées au milieu social d'origine et à la santé des parents.

Tout le monde n'a donc pas la même chance d'être en bonne santé !

11 Pourquoi vaut-il mieux être riche et bien portant que pauvre et malade ?

Accès aux soins et inégalités sociales

Tout le monde le dit : il vaut mieux être en bonne santé que malade ! Mais est-on malade de la même manière quand on est riche que lorsqu'on est pauvre ? Une personne riche qui a un cancer souffre des mêmes maux que celle qui est pauvre. Mais sommes-nous tous égaux devant la maladie ? En France la couverture maladie universelle (CMU) créée en 1999 stipule l'égalité d'accès de tous aux soins et permet à tous ceux dont les revenus mensuels sont inférieurs à 621 euros d'accéder gratuitement à l'ensemble du système de soins.

En théorie donc, aucun médecin ne peut refuser de soigner les malades les plus défavorisés bénéficiaires de la CMU. En réalité, se pourrait-il qu'il vaille mieux être riche et bien portant que pauvre et malade ?

Une étude réalisée par l'Institut de Recherche et Documentation en Économie de la Santé (IRDES, 2009) a mesuré le refus de soins à l'égard de bénéficiaires de la CMU de 861 médecins libéraux : 217 généralistes, 125 gynécologues, 154 ophtalmologues, 267 radiologues et 98 dentistes. Deux protocoles ont été mis en œuvre : un protocole de base où le malade demande un rendez-vous en se présentant comme bénéficiaire de la CMU (en cas de refus, une autre demande de rendez-vous était faite pour vérifier si le refus concernait spécifiquement le bénéficiaire de la CMU), et un protocole d'exploration où le malade ne donne pas d'information sur sa couverture sociale mais suggère seulement une origine sociale populaire. Les résultats révèlent que 25,5 % des médecins, soit un médecin sur quatre, refusent de soigner les malades les plus pauvres. En outre, l'enquête fait apparaître des résultats plus contrastés selon les catégories de praticiens (figure 1.6). Ainsi, un tiers des dentistes (31,6 %), 28,1 % des ophtalmologues et près d'un médecin généraliste sur cinq (19,4 %) refusent le soin aux plus défavorisés. La catégorie la plus concernée est celle des gynécologues, qui refusent le soin aux pauvres dans 38,1 % des cas. Seuls les radiologues se distinguent, avec seulement 5,2 % de refus.

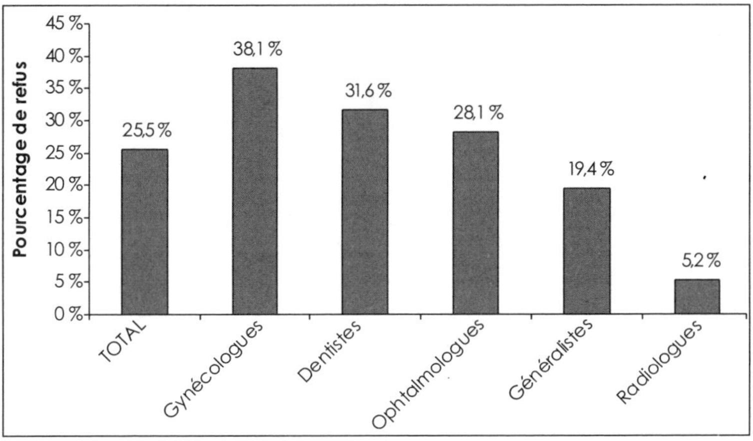

Figure 1.6 – *Pourcentage de refus de soins imputables à la CMU selon la catégorie de médecin (source : Irdes, 2009).*

Les analyses ont permis de dégager un certain nombre de déterminants du refus de soins. La première raison invoquée est la lourdeur administrative liée à la prise en charge des patients CMU : comme la consultation est gratuite pour eux, le remboursement du médecin est fait par l'assurance-maladie, et ceci plus ou moins rapidement selon qu'il est ou non informatisé et équipé d'un lecteur de Carte vitale. Ainsi, les médecins non équipés de lecteur de Carte vitale refusent significativement plus de soigner que leurs confrères équipés. Mais une des raisons principales du refus de soin est financière. En d'autres termes, le secteur de conventionnement est un des déterminants majeurs du refus, à savoir que les médecins de secteur 2, c'est-à-dire qui appliquent le dépassement d'honoraires, refusent le plus les soins (figure 1.7).

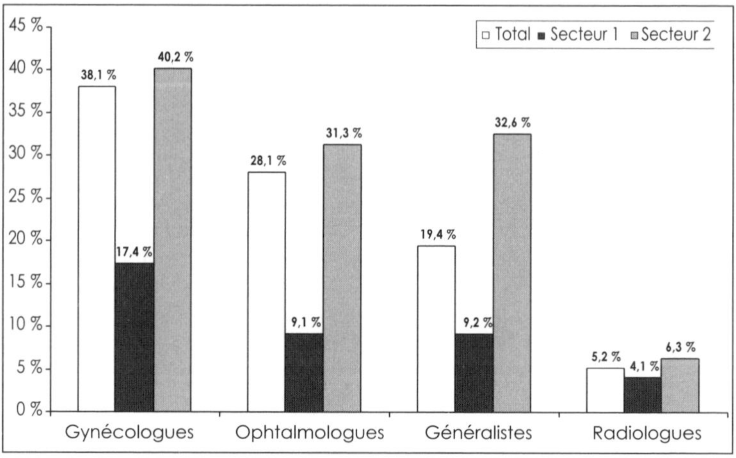

Figure 1.7 – *Pourcentage de refus de soin imputables à la CMU selon la catégorie de médecin et le secteur (source : Irdes, 2009).*

Les taux de refus sont également corrélés aux arrondissements classés en fonction du revenu moyen par habitant : là où le revenu moyen est le plus élevé existe également le taux de refus le plus élevé.

L'analyse des résultats a enfin permis de montrer que pour une partie des médecins, il s'agit bien d'une catégorie de patients à part, qui sont l'objet de préjugés. Ainsi, l'étude souligne qu'avant d'accorder un rendez-vous, certains médecins opèrent un tri en fonction de ceux qui seraient des « bons pauvres » ou des « mauvais pauvres ». D'autres tentent de renvoyer les patients CMU à l'hôpital public avec l'idée qu'il s'agit là d'un lieu pour les plus défavorisés, les cabinets de ville étant réservés aux « autres patients ». De la sorte, les plus pauvres sont bel et bien l'objet de préjugés et de discriminations qui s'expriment directement en termes de refus de soin. Mais même en cas d'acceptation de ces patients, diverses formes de discrimination sont pratiquées, dont la plus banale est de les recevoir dans des conditions différentes des autres patients (on les garde moins longtemps). Ce qui révèle un rejet insidieux, même si le malade obtient un rendez-vous.

Conclusion

Il n’est pas bon d’être pauvre quand on a des problèmes de santé et qu’on doit se faire soigner. Le risque d’être moins bien traité que d’autres patients, voire d’être rejeté, a été démontré. Si en théorie la couverture médicale universelle (CMU) permet aux plus pauvres d’avoir gratuitement accès aux soins médicaux, publics ou privés, la réalité montre que dans les faits, un médecin sur quatre refuse aujourd’hui de soigner les plus défavorisés.

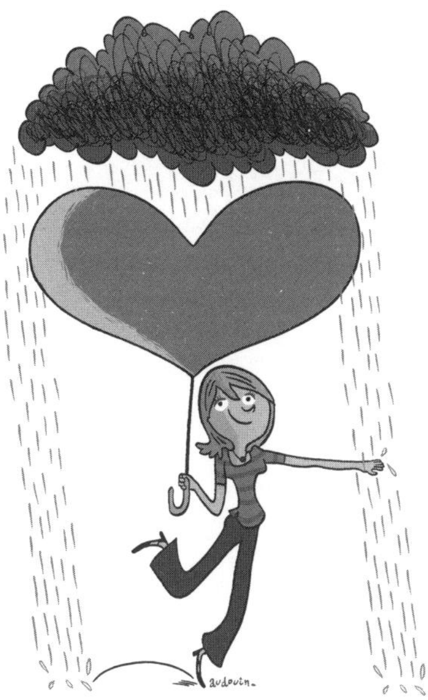

2 Satisfaction corporelle

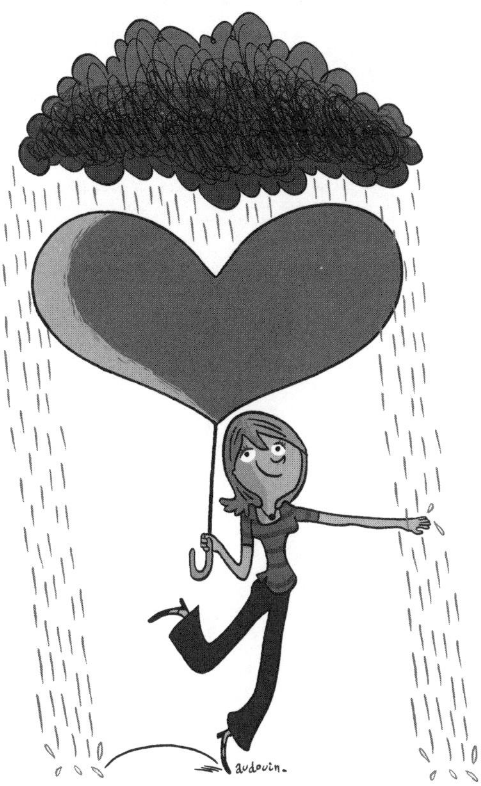

Sommaire

12 Les femmes se trouvent-elles réellement trop grosses ?

Satisfaction corporelle des hommes et des femmes

« Les femmes se trouvent toujours trop grosses ! », « Les femmes veulent toujours perdre du poids ! », « Une femme est toujours au régime ! », etc.

Nous avons tous déjà entendu ce genre de phrases qui véhiculent l'idée que les femmes, bien plus que les hommes, ne sont pas satisfaites de leur corps et souhaiteraient perdre du poids. Mais est-ce vrai ? Les femmes ont-elles réellement tendance à être insatisfaites de leur corps ? Ont-elles vraiment tendance à se trouver plus grosses qu'elles ne le sont réellement ? C'est ce qu'a tenté de déterminer une équipe de chercheurs.

Wharton *et al.* (2008) ont ainsi interrogé 38 204 étudiants (13 371 hommes et 24 833 femmes) âgés en moyenne de 20 ans, afin d'étudier la perception qu'ils avaient de leur poids et d'évaluer les stratégies mises éventuellement en œuvre pour en perdre. Pour chaque participant, ils ont recueilli les données suivantes : indice de masse corporelle (IMC), corpulence perçue, objectifs de poids (ne rien faire, c'est-à-dire ne pas se préoccuper de son poids ; maintenir son poids actuel ; perdre du poids ; ou prendre du poids) et stratégies mises en place pour les atteindre.

Au total, 33,2 % des sujets estiment qu'ils sont en surpoids ou obèses, alors qu'ils ne sont en réalité que 28,3 % sur la base de leur IMC. Mais il existe d'importantes différences entre les hommes et les femmes.

Sur la base de leur IMC, 71 % des femmes ont une corpulence normale et 22 % sont en surpoids ou obèses. Mais seulement 55 % estiment avoir une corpulence normale, alors que 36 % estiment être en surpoids ou obèses (figure 2.1). Les femmes se trouvent donc plus grosses qu'elles ne le sont réellement.

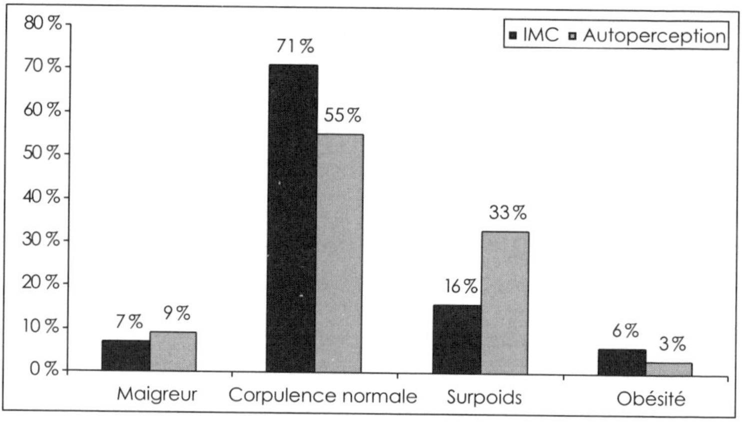

Figure 2.1 – *Autoperception du poids et IMC des femmes (en %).*

En revanche, cette tendance ne se retrouve pas chez les hommes (figure 2.2) : 56 % estiment avoir une corpulence normale et 58 % l'ont réellement ; 26 % estiment être en surpoids et 39 % le sont réellement. En revanche, 16 % des hommes estiment être trop maigres, alors que seulement 3 % rentrent dans cette catégorie sur la base de leur IMC. Les hommes auraient donc plutôt tendance à se trouver plus maigres qu'ils ne le sont réellement.

Les analyses statistiques indiquent que la différence entre corpulence réelle et corpulence perçue est significativement plus importante chez les femmes que chez les hommes. Les femmes ont donc bien tendance à se trouver plus grosses qu'elles ne le sont en réalité et à être moins satisfaites de leur corps que ne le sont les hommes.

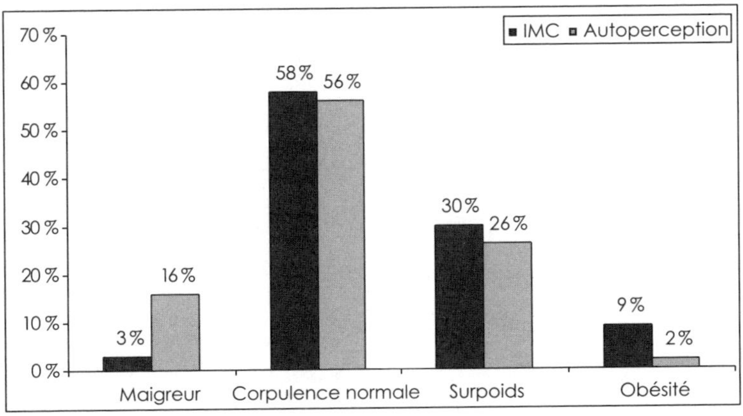

Figure 2.2 – *Autoperception du poids et IMC des hommes (en %).*

Concernant les objectifs de poids (figure 2.3), la majorité des femmes (60 %) souhaitent perdre du poids, alors que seulement 36 % estiment être en surpoids ou obèses et que 22 % le sont réellement. On ne retrouve pas cette tendance chez les hommes. Il y a significativement plus de femmes que d'hommes qui souhaitent perdre du poids, alors qu'il y a significativement plus d'hommes (39 %) que de femmes (22 %) en surpoids ou obèses sur la base de leur IMC !

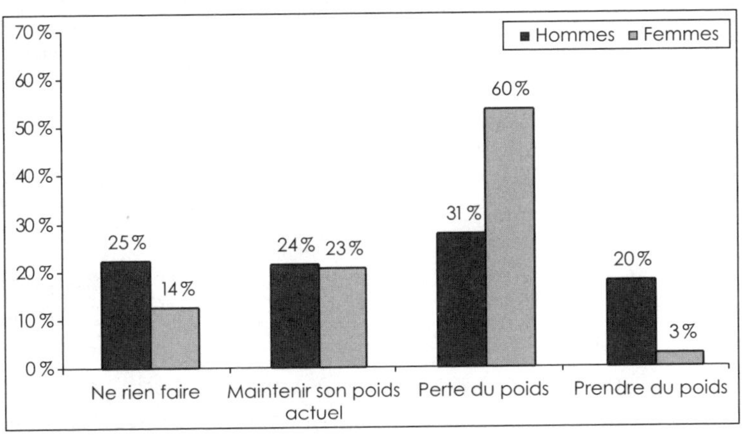

Figure 2.3 – *Objectifs des hommes et des femmes concernant leur poids (en %).*

Enfin, les chercheurs ont constaté, tant pour les hommes que pour les femmes, que les stratégies adoptées pour perdre du poids étaient principalement faire de l'exercice, suivre un régime, ou les deux à la fois. Cependant, ils ont constaté que les femmes (14 %) avaient significativement plus tendance que les hommes (7 %) à adopter des stratégies inappropriées et potentiellement dangereuses pour leur santé, telles que se faire vomir, consommer des laxatifs ou des pilules pour maigrir.

Conclusion

Ce n'est donc pas un mythe : les femmes se trouvent plus grosses qu'elles ne le sont réellement ! Cette distorsion de la réalité implique que la majorité d'entre elles souhaitent perdre du poids, et pour y parvenir certaines vont parfois même jusqu'à utiliser des stratégies potentiellement dangereuses pour leur santé.

13 Saviez-vous que les filles sont plus satisfaites de leur corps lorsqu'elles ont un petit ami ?

Amour et satisfaction corporelle

Si la majorité des femmes sont insatisfaites de leur corps, c'est peut-être parce qu'elles se comparent aux modèles de beauté féminine véhiculés par les magazines et les médias, à savoir une femme très mince. Lin et Kulik (2002) avaient avancé l'hypothèse que les jeunes filles qui ont un petit ami auraient moins tendance que les autres à se comparer aux mannequins des magazines, et auraient donc tendance à être moins insatisfaites de leur corps et à avoir plus confiance en elles.

Forbes *et al.* (2006) ont cherché à vérifier cette hypothèse auprès de 84 jeunes femmes âgées de 18 à 22 ans : une partie avait un petit ami régulier alors que les autres n'en avaient pas. Elles complétaient toutes une échelle d'estime de soi, ainsi qu'une échelle de satisfaction corporelle qui consistait à donner leurs impressions positives ou négatives sur 35 parties de leur corps. Les chercheurs leur ont ensuite présenté les images de neuf corps féminins différents, dont l'apparence allait d'une femme très mince à une femme très grosse. Elles devaient alors indiquer lequel de ces corps correspondait le plus :

- à leur propre corps ;
- au corps qu'elles souhaitaient avoir ;
- au corps que la plupart des femmes aimeraient avoir ;
- au corps que les hommes préféraient.

Les résultats indiquent que les jeunes femmes ayant un petit ami estiment que les hommes préfèrent une femme significativement plus grosse que celles qui n'ont pas de petit ami. De plus, l'écart entre l'image représentant son propre corps et celle représentant le corps préféré des hommes est significativement moins important pour celles qui ont un petit ami que pour celles qui n'en ont pas. Celles qui ont un petit ami sont également moins préoccupées par leur poids et se trouvent plus désirables que celles qui n'en ont pas. En revanche, aucune différence significative n'est apparue entre les deux groupes concernant le choix du corps qu'elles souhaiteraient avoir ou de celui que la plupart des femmes aimeraient avoir. Les deux groupes ne présentent non plus aucune différence significative quant à leur estime de soi.

Conclusion

Avoir un petit ami semble donc atténuer l'insatisfaction corporelle. Mais les auteurs soulignent tout de même que leurs résultats ne permettent pas d'établir une causalité directe entre le fait d'avoir un petit ami et la satisfaction corporelle. En effet, on peut par exemple penser que les femmes très satisfaites de leur corps aient un comportement et une allure leur permettant de trouver plus facilement un petit ami.

14 Votre petit ami est-il sincère lorsqu'il vous dit « mais non, t'es pas aussi grosse que tu le crois ! » ?

Satisfaction corporelle perçue

Votre femme ne vous a-t-elle jamais posé ces questions délicates : « Est-ce que tu me trouves grosse ? » ou encore « J'ai grossi, non ? ». En effet, comme nous l'avons vu précédemment, les femmes ont majoritairement tendance à être insatisfaites de leur corps, et beaucoup souhaitent perdre du poids, pensant que leur conjoint les préférerait plus minces. Mais ce n'est pas forcément le cas !

C'est ce qu'ont montré Markey et Markey (2006) en interrogeant 95 couples âgés de 18 à 35 ans. Ces personnes étaient en couple depuis au moins un an, et en moyenne depuis 3 ans : 25 % étaient mariées, 32 % vivaient ensemble et 43 % vivaient séparément. Les membres de chaque couple participaient séparément à l'étude : les femmes dans une pièce et les hommes dans une autre. L'IMC moyen (23,99) des femmes de cette étude correspondait à une corpulence normale.

Les chercheurs ont mesuré l'image que les femmes avaient de leur corps, ainsi que l'image que les hommes avaient du corps de leur femme. Pour cela, ils leur ont présenté 9 images de corps féminins, dont la corpulence variait de très maigre à très grosse. Les femmes devaient alors indiquer lequel de ces 9 corps elles pensaient le mieux correspondre :

- au corps qu'elles avaient actuellement (Q1) ;

- au corps qu'elles souhaitaient avoir (Q2) ;
- au corps que leur petit ami pensait qu'elles avaient actuellement (Q3) ;
- au corps que leur petit ami souhaitait qu'elles aient (Q4) ;

Quant aux hommes, ils devaient indiquer lequel parmi 9 corps correspondait le mieux :

- au corps actuel de leur petite amie (Q5) ;
- au corps qu'ils aimeraient que leur petite amie ait (Q6).

À partir de ces six réponses, les chercheurs ont calculé trois indicateurs de satisfaction corporelle :

- « satisfaction corporelle des femmes », qui correspond à la satisfaction des femmes à l'égard de leur propre corps, en soustrayant le score obtenu à la question 1 à celui obtenu à la question 2 (Q2 – Q1) ;
- « satisfaction perçue du conjoint », correspondant à la perception que les femmes ont de la satisfaction de leur conjoint à l'égard de leur corps (Q4 – Q3) ;
- « satisfaction du conjoint », qui est la satisfaction des hommes à l'égard du corps de leur partenaire (Q6 – Q5).

Pour ces trois indicateurs, des scores négatifs indiquent donc un désir d'être plus mince, des scores positifs un désir d'être plus grosse, alors qu'un score nul révèle une satisfaction à l'égard de son corps actuel.

Concernant le choix des images, les scores pouvaient varier de 1 (si la silhouette la plus maigre était choisie) à 9 (si la silhouette la plus grosse était choisie). Le tableau 2.1 présente les scores obtenus.

Tableau 2.1 – *Scores obtenus pour le choix des images (les lettres en exposant indiquent les différences significatives en lignes).*

	Femmes	Perception des femmes	Hommes
Corps actuel	5,26[a]	4,84[b]	4,98[b]
Corps souhaité	3,88[a]	4,12[b]	4,51[c]

Les femmes estiment ainsi qu'elles sont plus grosses (m = 5,26) que ce qu'elles pensent que leur partenaire estime (m = 4,84) et que ce que leur partenaire estime réellement (m = 4,98). Elles souhaiteraient également être plus minces (m = 3,88) que ne le souhaite leur partenaire (m = 4,51). En d'autres termes, les hommes estiment que leur petite amie est moins grosse qu'elle ne le pense, et les femmes souhaiteraient être plus minces que ce que désire leur petit ami. Les femmes sont donc moins satisfaites de leur corps que ne le sont leurs compagnons, et les hommes sont plus satisfaits du corps de leur femme que ce qu'elle imagine (figure 2.4) !

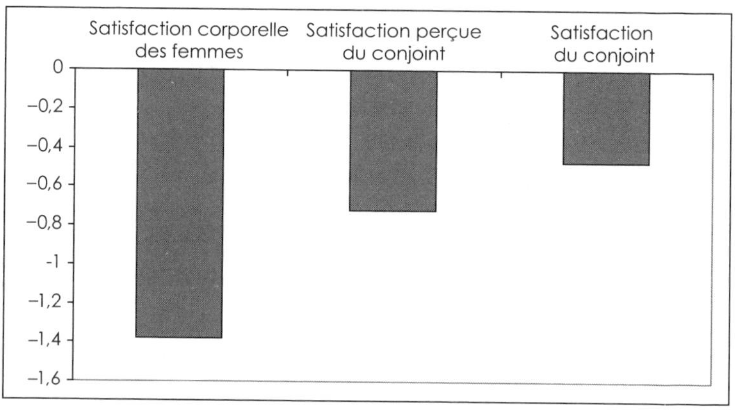

Figure 2.4 – *Scores obtenus aux 3 indicateurs de satisfaction corporelle.*

Enfin, une analyse des corrélations a révélé que la durée et la qualité de la relation n'avaient aucun lien significatif avec la satisfaction corporelle des femmes ni avec celle de leur conjoint à l'égard de leur corps. En revanche, on observe que plus la relation est longue, plus les femmes pensent que leurs conjoints sont satisfaits de leur corps. L'IMC des femmes est quant à lui positivement corrélé avec les trois indicateurs de satisfaction corporelle : plus les femmes ont un IMC élevé, moins elles sont satisfaites de leur corps, moins elles pensent que leur partenaire est satisfait de leur corps, et moins leur partenaire l'est.

Conclusion

La plupart des femmes se trouvent plus grosses qu'elles ne le sont réellement. Beaucoup disent d'ailleurs que leurs maris veulent les rassurer en leur disant que non, elles ne sont pas grosses, qu'elles n'ont pas besoin de perdre du poids ni de faire régime. Eh bien Mesdames, vos maris ne veulent pas toujours simplement se montrer gentils : des études scientifiques ont pu montrer que les hommes vous trouvent réellement moins grosses que ce que vous ne pensez, qu'ils sont bien plus satisfaits de votre corps que vous ne l'êtes, et qu'ils ne veulent pas forcément vous voir perdre du poids. Alors, rassurées ?

15 Pourquoi les femmes qui se trouvent grosses s'éclatent moins au lit ?

Plaisir et satisfaction corporelle

Comme nous l'avons vu précédemment, beaucoup de femmes sont insatisfaites de leur corps. Et elles le sont d'autant plus si elles sont réellement en surpoids. Cette insatisfaction peut avoir des répercussions sur leur vie quotidienne, en privilégiant par exemple des tenues vestimentaires qui cachent leur corps, ainsi que sur leur estime de soi. Certaines études ont cherché à déterminer dans quelle mesure l'insatisfaction corporelle des femmes pouvait influencer leur vie de couple et leur vie sexuelle.

Meltzer et McNulty (2010) ont interrogé à 5 reprises 53 couples mariés récemment et depuis au moins 6 mois. Aucun des deux partenaires n'avait déjà été marié ni n'avait d'enfants.

Les données recueillies comprenaient une mesure de la fréquence des rapports sexuels (nombre de rapports au cours du dernier mois), de la satisfaction sexuelle et de la satisfaction maritale (c'est-à-dire dire la satisfaction à l'égard de sa relation de couple). L'indice de masse corporelle (IMC) des femmes était calculé à partir des mesures de leur poids et de leur taille : l'IMC moyen (25,15) des femmes ayant participé à l'étude indique qu'elles appartenaient en moyenne à la catégorie des femmes en surpoids. De plus, elles répondaient à des questions permettant d'évaluer leur estime de soi et leur satisfaction corporelle. L'échelle de satisfaction corporelle comprenait 3 dimensions : l'attractivité sexuelle, les préoccupations concernant son poids et la condition physique.

Les résultats indiquent tout d'abord que les deux membres des couples ont le même niveau de satisfaction à l'égard de leur mariage et de leurs activités sexuelles.

Une analyse des corrélations entre ces différents indicateurs révèle plusieurs résultats intéressants. Tout d'abord, plus la femme est en surpoids, c'est-à-dire plus son IMC est élevé, plus son estime de soi est faible et moins elle se trouve sexuellement attractive. De plus, moins elle se trouve sexuellement désirable, moins les rapports sexuels du couple sont fréquents, moins elle est satisfaite sexuellement et moins elle est satisfaite de son mariage. En revanche, la satisfaction sexuelle et maritale du mari n'est pas liée l'IMC de sa femme, mais au fait que sa femme se perçoit comme sexuellement attirante. Ce qui veut dire que plus une femme se trouve sexuellement désirable, plus son mari sera satisfait à la fois sur le plan sexuel et sur le plan de leur relation de couple, même si sa femme est en surpoids !

D'autres analyses statistiques ont toutefois permis de mettre en évidence que le lien entre l'attractivité sexuelle de la femme et la satisfaction maritale des deux conjoints était médiatisé par la fréquence des relations sexuelles du couple : plus la femme se sent désirable et plus le couple a des rapports sexuels fréquents ; plus les relations sexuelles sont fréquentes et plus les deux époux sont satisfaits sexuellement ; enfin, plus les deux conjoints sont sexuellement satisfaits et plus ils sont satisfaits de leur mariage.

Conclusion

Les femmes insatisfaites de leur corps ont tendance à se sentir moins désirables que les autres. Elles ont donc moins de relations sexuelles et en sont moins satisfaites. En revanche, leurs maris sont plus sensibles à la façon dont elles se sentent désirables qu'à leur poids.

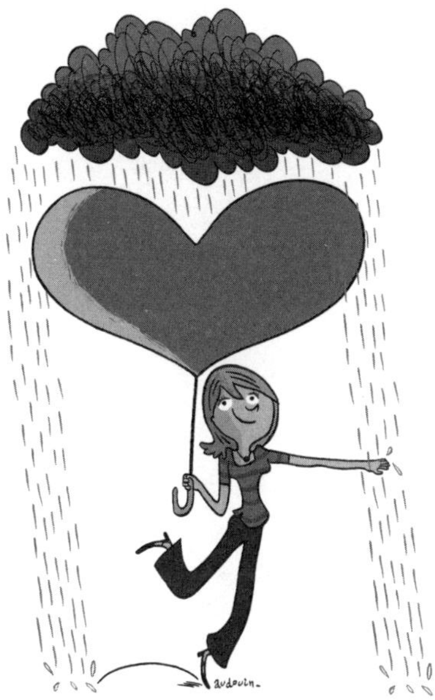

3 Comportements de santé

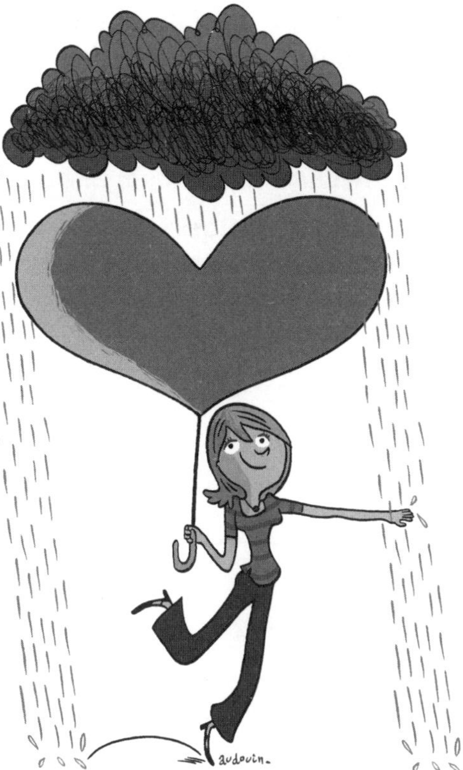

Sommaire

16 Les hommes prennent-ils plus de risques en présence d'une jolie femme ?

Prise de risque et séduction

Dans la littérature, les films, les dessins animés, il est fréquent de voir une femme fatale faire perdre la tête à tous les hommes qu'elle croise. Souvenez-vous par exemple du loup de *Tex Avery* qui perd tout contrôle lorsqu'il voit apparaître la pin-up ! Sans aller forcément jusqu'à perdre totalement la tête, on rencontre des comportements similaires dans la réalité. C'est en tout cas ce qu'ont tenté de montrer certaines études de psychologie.

Plusieurs recherches ont ainsi pu mettre en évidence l'effet d'une jolie fille sur la prise de risques financiers.

> Wilson et Daly (2004) ont montré que les hommes prenaient plus de risques lorsqu'ils regardaient des photos de femmes séduisantes que lorsqu'ils regardaient des photos de femmes peu attirantes ou des photos d'un objet. Ils en ont conclu qu'une femme séduisante avait la capacité de faire oublier le futur à un homme afin qu'il se concentre uniquement sur le présent.

Toutefois, ces différentes études n'impliquaient pas la présence réelle de cette femme si séduisante : elle n'était vue qu'en photo. Plus récemment, une équipe de chercheurs a tenté de mettre en évidence cet effet dans une situation expérimentale plus proche de la réalité.

Cette étude (Ronay et Von Hippel, 2010) a porté sur 96 jeunes hommes âgés de 18 à 35 ans, tous pratiquant le skateboard. Chacun devait choisir deux figures de skateboard :

- une figure facile, correspondant à une figure qu'il réussissait la plupart du temps ;
- une figure difficile, c'est-à-dire une figure qu'il était en train d'apprendre et qu'il pouvait réussir approximativement une fois sur deux.

Chaque sujet devait alors réaliser chacune de ces deux figures 20 fois. Tous ces essais ont été répartis en deux phases expérimentales. Au cours de la phase 1, les sujets réalisaient leurs 2 figures 10 fois de suite en étant filmés par un expérimentateur de sexe masculin. Après une courte pause, la phase 2 consistait à réaliser à nouveau ces deux mêmes figures 10 fois de suite. Mais cette fois, les sujets étaient divisés en deux groupes : les 43 sujets du premier groupe étaient filmés par le même expérimentateur que lors de la phase 1, tandis que les 53 sujets du second groupe étaient filmés par une séduisante expérimentatrice âgée de 18 ans (une expérience préalable avait permis de l'évaluer comme très attirante : elle avait obtenu un score moyen d'attractivité de 5,58 sur 7). L'issue de chaque figure était ensuite encodée selon trois catégories : réussite (le sujet réussissait sa figure), chute (le sujet tombait et ratait sa figure) ou abandon (le sujet abandonnait la réalisation de la figure avant de l'avoir terminée). Le taux d'abandon était considéré par les chercheurs comme un indicateur inverse de la prise de risque. De plus, un prélèvement salivaire a été réalisé à l'issue de l'expérience afin d'obtenir le taux de testostérone de chaque sujet. Les résultats obtenus sont les suivants.

Concernant la réalisation des figures faciles, les résultats ne font apparaître aucune différence significative, tant pour le nombre d'abandons que pour le nombre de réussites et de chutes. Lors des deux phases, les sujets des deux groupes réussissent en moyenne plus de 80 % des figures faciles et n'abandonnent que dans moins de 5 % des cas.

Mais en ce qui concerne la réalisation des figures difficiles, les résultats obtenus sont très différents. Ils montrent que les sujets prennent significativement plus de risques en présence de la jolie femme : le nombre d'abandons des sujets du groupe 2 est significativement plus faible dans la phase 2 lorsqu'ils sont filmés par l'expérimentatrice jugée attirante que lorsqu'ils sont filmés par un expérimentateur de sexe masculin dans la phase 1 (figure 3.1). En revanche, aucune différence significative n'est observée pour les sujets du groupe 2 ayant été filmés par l'expérimentateur masculin au cours des deux phases.

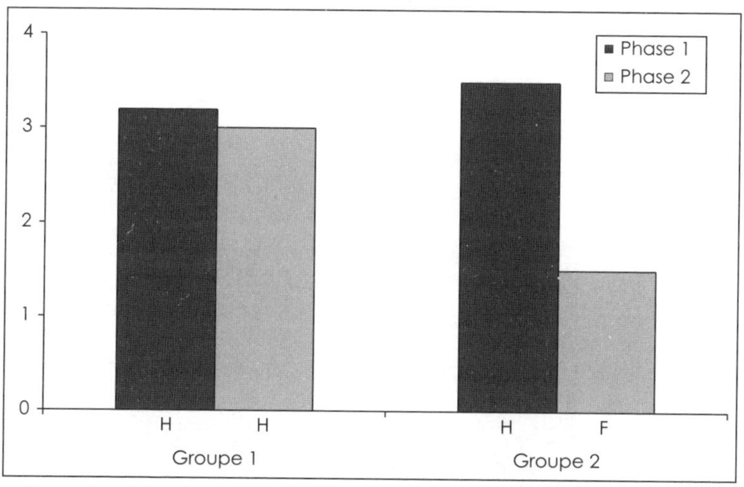

Figure 3.1 – *Nombre d'essais difficiles abandonnés.*

De plus, lorsque les sujets du groupe 2 sont filmés par l'expérimentatrice séduisante, ils chutent significativement plus souvent (figure 3.2) mais réussissent aussi plus de figures (figure 3.3) que lorsqu'ils sont filmés par l'expérimentateur masculin lors de la phase 1. En revanche, pour les sujets du groupe 1, le nombre de réussites et de chutes reste constant lors des deux phases.

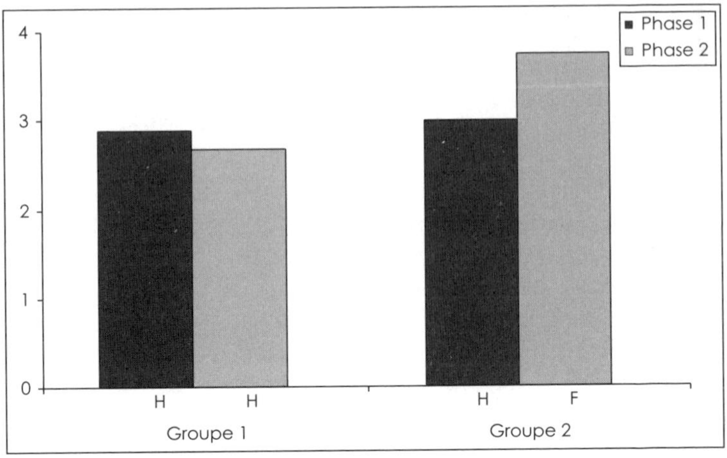

Figure 3.2 – *Nombre d'essais difficiles ratés (chutes).*

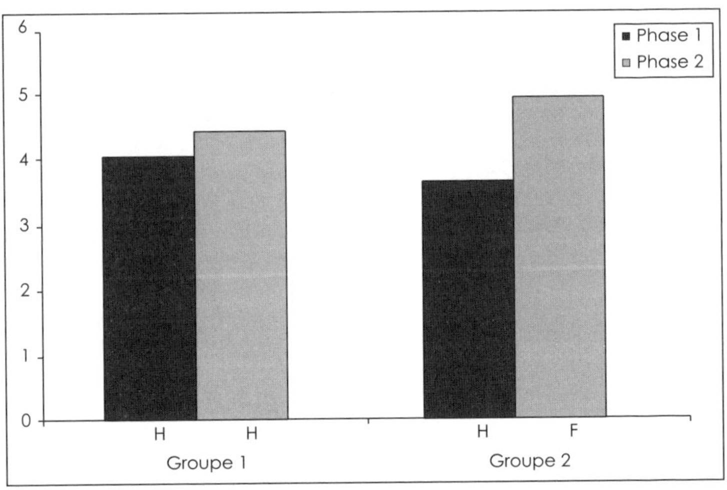

Figure 3.3 – *Nombre d'essais difficiles réussis.*

Enfin, les résultats font apparaître que les sujets confrontés à une expérimentatrice séduisante lors de la seconde phase ont un taux de testostérone significativement plus élevé (m = 295,95 pmol/L) que les sujets ayant été filmés par un expérimentateur de sexe masculin lors des deux phases (m = 212,88 pmol/L). Des analyses statistiques ont permis de montrer que la présence d'une jolie femme augmenterait le taux de testostérone, qui lui-même participerait à l'augmentation de la prise de risque. Le taux de testostérone aurait donc un effet médiateur entre la jolie femme et la prise de risque.

Cette recherche souligne que les hommes prennent physiquement plus de risques lorsqu'ils sont en présence d'une jolie femme. Et dans la mesure où ils abandonnent moins souvent face à une situation dangereuse, ça les conduit à obtenir plus de succès mais également plus d'échecs dans ce qu'ils entreprennent !

Conclusion

Dans la vie de tous les jours, nous sommes régulièrement confrontés à des choix, pour lesquels nous devons évaluer les risques en termes de gains et de pertes potentiels. Mais nos réflexions peuvent être perturbées par la présence d'une personne de sexe opposée, et donc aboutir à des choix plus risqués. Une jolie fille peut ainsi faire perdre la tête à un homme, et pas seulement dans les dessins animés...

17 Pourquoi ai-je plus de chances d'être boulimique ou anorexique si je me trouve moche ?

Insatisfaction corporelle et comportements alimentaires

De nombreuses femmes se soucient de leur ligne. Cette préoccupation exprime une insatisfaction corporelle qui peut se traduire par la décision de suivre un régime.

Des chercheurs ont montré que l'insatisfaction corporelle pouvait se manifester par une perception déformée de la taille réelle du corps : on voit son corps comme étant plus large que ce qu'il n'est réellement.

> Au cours d'une expérience déjà classique, Slade et Russell (1973) ont placé des femmes souffrant d'anorexie dans une pièce sombre et leur ont demandé de régler l'écart entre deux lampes fixées sur une barre devant elles de telle sorte que cet écart corresponde au plus près à la façon dont elles percevaient la largeur de leurs épaules, de leur tour de taille et leurs hanches. Les résultats ont montré qu'elles percevaient systématiquement leur taille comme plus large qu'en réalité.

D'autres recherches effectuées sur le même thème (Brodie *et al.*, 1989) montrent que les personnes ayant des troubles du comportement alimentaire avaient de manière constante une perception déformée de leur taille et de leur corps en général, beaucoup plus importante que la moyenne. Les résultats soulignent que la grande majorité des femmes avaient tendance à se voir plus grosses qu'elles ne l'étaient réellement, même si elles n'avaient pas de problèmes réels de comportements alimentaires, tout simplement en raison du décalage entre la perception du corps réel que l'on a et celle du corps idéal que l'on voudrait avoir. L'explication fournie par les chercheurs est que la plupart des femmes aimeraient être plus minces qu'elles ne le sont !

Une des approches les plus répandues pour étudier l'insatisfaction corporelle a consisté à s'intéresser aux sentiments et perceptions négatives concernant son corps.

> À cet effet, des chercheurs (Brown *et al.*, 1990) ont élaboré un questionnaire avec des items du type : « Le fait d'être avec des personnes plus minces que vous vous rend-il plus

sensible à votre poids ? », « Êtes-vous gênée par le fait que certaines parties de votre corps soient trop grosses ? », « Êtes-vous mal à l'aise de sentir vos cuisses toutes molles quand vous vous asseyez ? ». Les résultats apportent deux informations intéressantes : d'abord, les femmes qui ont des troubles du comportement alimentaire (anorexie, boulimie) ont une insatisfaction corporelle plus grande que les autres mais, de manière générale, les femmes ont pour la plupart une insatisfaction corporelle chronique.

Une autre recherche (Tylka, 2004) montre que lorsque les femmes sont insatisfaites de leur corps en développant une tendance obsessionnelle à examiner leur corps et à se préoccuper de leur apparence, alors elles sont également plus susceptibles d'avoir des comportements alimentaires perturbés. Les résultats ont mis en évidence le fait qu'une attention corporelle constante est le facteur le plus important qui prédit que les femmes insatisfaites au niveau de leur corps sont les plus susceptibles d'avoir des troubles du comportement alimentaire.

Conclusion

La culture ambiante du corps parfait et du bien-être est singulièrement mise à mal par les données scientifiques. Elles indiquent que l'insatisfaction corporelle est un phénomène bien plus répandu qu'on ne le pense, en montrant comment les sentiments négatifs sur la forme et la taille de son corps créent un ensemble de distorsions entre la perception de son corps et sa taille réelle. Dans ce cas, suivre un régime n'est pas justifié par des raisons médicales, mais simplement par le fait que l'on n'est pas bien dans son corps.

18 Pourquoi avez-vous tendance à manger plus quand vous suivez un régime ?

Régime et surconsommation alimentaire

L'obésité et le surpoids ne cessent d'augmenter. En France, les gens deviennent de plus en plus gros. Cette progression a été de 36,7 % à 41,6 % entre 1997 et 2004, soit une augmentation de 13 %. La France compte actuellement plus de 5 millions de personnes adultes obèses et plus de 14 millions de personnes en surpoids. Face à ce phénomène de santé publique, les recommandations et les programmes de régime se multiplient. Mais pour les chercheurs en psychologie de la santé, les personnes qui suivent un régime manifestent aussi bien des comportements de sous-alimentation que de suralimentation. Si la plupart des régimes ont pour but la restriction alimentaire, les études montrent que cet objectif n'est pas toujours atteint.

Ruderman et Wilson (1979) ont ainsi observé que le fait de suivre un régime sévère pouvait s'accompagner d'une tendance à la suralimentation. Ils ont utilisé une méthodologie particulière qui est le test du goût. Le but de ce test est de mesurer les comportements alimentaires dans un environnement contrôlé (le laboratoire), et d'examiner les effets de la consommation d'un aliment sur l'évaluation que les participants en font ultérieurement. La méthode expérimentale consiste à proposer à des sujets qui suivent un régime et à d'autres qui n'en suivent pas un aliment riche en calories (par exemple un milk-shake, une barre chocolatée, etc.) ou un aliment pauvre en calories (par exemple un biscuit sec). Chaque participant peut manger la quantité qu'il souhaite de l'aliment qu'on lui a proposé, et les chercheurs évaluent pour chaque aliment la quantité ingurgitée. Une fois qu'ils ont mangé, on leur demande d'évaluer différents autres aliments (biscuits, crème glacée, pâtisserie, etc.) en fonction d'un certain nombre de critères : préférence, douceur, etc.

En utilisant le test du goût après avoir mangé, ils ont constaté que les personnes suivant un régime consommaient significativement plus de nourriture que les autres. Ils ont expliqué ce comportement par la théorie de la désinhibition de la restriction, appelée « l'effet tant pis ».

Pour l'illustrer, deux chercheurs (Herman et Mack, 1975) ont donné à deux groupes, l'un faisant un régime et l'autre pas, deux portions alimentaires : l'une riche en calorie, l'autre sans calories. Ensuite, ils leur ont fait passer un test du goût, mais au cours duquel ils pouvaient manger à nouveau. Les résultats ont montré que les personnes qui ne suivaient pas de régime ont moins mangé, notamment après la prise préalable riche en calories, alors que celles qui suivaient un régime consommaient plus après une prise préalable sans calories, et encore plus après une prise préalable riche en calories.

Cet effet surprenant a mis en lumière un comportement de surconsommation lié à une attitude de passivité, d'impuissance et d'abandon du contrôle de soi chez ces personnes qui suivaient un régime.

Ogden et Wardle (1991) ont réalisé des entretiens avec ces personnes. Ils ont révélé que nombre d'entre elles ressentaient une résignation et un laisser-aller à travers des expressions telles que « Ça m'est égal », « Je me suis laissé aller à mes envies », « C'est trop d'efforts d'arrêter de manger ». Les chercheurs ont en outre pu constater que les personnes qui suivaient un régime avaient des réactions vives et des sentiments d'opposition et de rébellion face à des aliments riches en calories. Et cela se traduisait là encore par des comportements de surconsommation, mais cette fois-ci pour se rebeller contre les restrictions alimentaires qu'on doit s'imposer : « Maintenant ça m'est égal, je vais m'empiffrer. »

Comment expliquer de telles réactions ? Certains ont suggéré que le simple fait de suivre un régime augmentait la probabilité de se suralimenter.

Wardle et Beales (1988) ont réparti durant plusieurs semaines 27 femmes obèses dans 3 groupes différents :

- un groupe qui faisait des activités physiques ;
- un groupe qui suivait un régime ;
- et un groupe témoin sans régime ni activité physique.

Au cours de la quatrième et de la sixième semaine, toutes participaient à une séance d'évaluation de leur prise alimentaire. Les résultats ont clairement établi que les femmes qui suivaient un régime étaient également celles qui mangeaient le plus.

D'autres décrivent la surconsommation durant un régime comme une façon de masquer la disposition négative déclenchée par le régime alimentaire.

Polivy et Herman (1999) ont ainsi réuni un groupe de femmes dont les unes suivaient un régime et les autres pas, et ils leur ont ensuite offert de la nourriture tantôt à volonté, tantôt en petite ration. Les résultats montrent que lorsqu'on propose aux personnes qui suivent un régime de manger à volonté, non seulement elles ne s'en privent pas, mais elles ont tendance à manger plus qu'en situation normale. Les auteurs attribuent ce comportement au fait que ces personnes reportent leur humeur négative sur leur comportement alimentaire, et cela d'autant plus qu'elles sont anxieuses. Ce serait une façon de se défouler et de libérer ainsi son mécontentement.

Conclusion

Si l'objectif des personnes qui suivent un régime est la perte de poids, leur comportement alimentaire durant cette période comporte parfois des phases de surconsommation. Le fait de perdre du poids est donc un objectif qui n'est pas toujours atteint lorsqu'on suit un régime ! Les études psychologiques sur cette question présentent une nouvelle vision du régime alimentaire qui pourrait être redéfini comme « une tentative de perdre du poids, mais sans y parvenir » ou encore comme « une tentative de manger moins qui entraîne parfois une envie de manger plus » !

19 Le bronzage est-il un signe de bonne santé ?

Bronzage et perception de la santé

N'avez-vous jamais entendu quelqu'un dire : « T'es tout pâle ! On dirait que tu es malade ! Va te mettre un peu au soleil ! » En effet, pour beaucoup, être bronzé est synonyme de bonne santé, alors que les gens pâles ont plutôt l'air malades. La plupart du temps, si on est bronzé, c'est que l'on rentre de vacances : on est reposé, détendu et en pleine forme. C'est donc qu'on doit être en bonne santé. Mais est-ce réellement le cas ? Pas forcément, on peut tout à fait être bronzé et malade ! Et pourtant, la plupart des gens considèrent que si on est bronzé, c'est qu'on est en bonne santé ! C'est ce qu'ont montré certaines recherches menées en psychologie.

Dans leur étude, Broadstock *et al.* (1992) ont interrogé 191 adolescents (96 garçons et 95 filles), âgés en moyenne de 14 ans. Afin de constituer leur matériel expérimental, ils ont utilisé 32 photos de 4 modèles différents (2 femmes et 2 hommes) âgés de 17 à 21 ans. Pour chaque modèle, ils faisaient varier l'apparence selon 2 critères :

- le niveau de bronzage, qui se déclinait en 4 modalités : pas de bronzage, bronzage léger, moyen ou sombre. Pour obtenir ces différentes nuances, les expérimentateurs ont utilisé des produits de maquillage professionnel ;

- la tenue vestimentaire, qui comportait 2 modalités : les modèles portaient soit une tenue décontractée (jean et chemise à manches courtes), soit un maillot de bain (pour les femmes, il s'agissait d'un maillot de bain 1 pièce).

Chaque modèle apparaissait donc sur 8 photos.

Lors de la phase expérimentale, 48 paires de photos étaient présentées aux sujets pendant 5 secondes. Chaque paire était constituée de 2 modèles du même sexe et posant dans la même tenue, mais ayant un niveau de bronzage différent. Après chaque paire visionnée, les sujets devaient indiquer laquelle de ces deux personnes ils estimaient être en meilleure santé.

Les résultats obtenus mettent en évidence un effet significatif de l'intensité du bronzage sur la perception de la santé (figure 3.4) : les modèles bronzés sont jugés en meilleure santé que les modèles pâles, sans bronzage. De plus, on observe une relation curvilinéaire entre ces deux variables : la perception d'une meilleure santé augmente jusqu'à un bronzage d'intensité moyenne, puis redescend pour un bronzage sombre, tout en restant quand même supérieure à la catégorie sans bronzage.

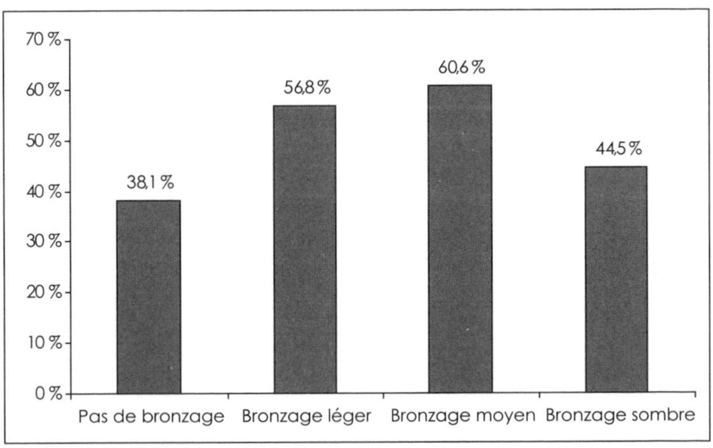

Figure 3.4 – *Proportion des personnes choisies comme en meilleure santé (les auteurs précisent que dans la mesure où il s'agissait de choix par paires, la somme des 4 niveaux de bronzage est égale à 200).*

Une fois l'expérience terminée, les sujets étaient invités à répondre à un bref questionnaire dans lequel ils devaient indiquer :

- comment ils percevaient leur bronzage actuel et quel type de bronzage ils souhaiteraient (pas de bronzage, bronzage léger, moyen ou sombre) ;
- si une personne bronzée leur paraît en meilleure santé (jamais, parfois ou toujours) ;
- comment leur peau réagissait après leur première exposition au soleil au début de l'été (brûlée, brûlée puis bronzée ou juste bronzée).

Les résultats indiquent que si 37 % des sujets évaluent leur bronzage actuel comme moyen ou sombre, 67 % souhaiteraient avoir un bronzage moyen et 21 % un bronzage sombre, alors que seulement 10 % aimeraient un bronzage léger et 2 % pas de bronzage. Ces adolescents souhaiteraient donc en majorité avoir un bronzage moyen ou sombre, alors même qu'ils ont indiqué que leur peau avait tendance à brûler lors d'une première exposition au soleil, ce qui les classe dans la catégorie des personnes à risque élevé de cancer de la peau.

Les chercheurs ont également constaté que le niveau de bronzage souhaité avait un effet significatif sur les jugements de santé donnés lors du choix des photos : les sujets souhaitant un bronzage sombre estiment que les modèles ayant un bronzage sombre sont en meilleure santé que les autres. Ce résultat est particulièrement intéressant, car il indique que le désir de bronzage serait motivé par l'image positive qu'il véhicule.

Enfin, quand on leur demande s'ils estiment qu'une personne bronzée paraît être en meilleure santé, 4 % des sujets répondent « jamais », 78 % « parfois » et 18 % « toujours ». Sur ce point, les garçons ont significativement plus tendance que les filles à considérer que le bronzage est un indicateur de santé.

Conclusion

Si vous êtes bronzé, vous paraîtrez en meilleure santé que si vous êtes pâle. Mais pour être bronzé, il faut s'exposer au soleil. On voit ainsi beaucoup de vacanciers rester allongés sur la plage toute la journée afin de pouvoir exhiber un magnifique bronzage en rentrant chez eux. Pour certains, c'est même la préoccupation principale de leurs vacances ! Et pourtant, s'exposer au soleil de façon intensive n'est pas sans danger pour la peau et la santé. Des expositions prolongées et répétées régulièrement au cours de la vie peuvent provoquer un vieillissement prématuré de la peau et sont un facteur de risque important dans le développement des cancers de la peau. Alors si vous voulez rentrer de vacances bronzé et être réellement en bonne santé, n'oubliez pas votre crème solaire !

20 Pourquoi allez-vous pique-niquer sur la plage en bikini et sans crème solaire alors que vous savez que c'est mauvais ?

Exposition solaire et représentation du risque

Prendre un bain de soleil en été, quoi de mieux pour le bien-être et la santé ? Être au soleil est synonyme de vacances, de détente, de vie. Et pour les congés, les destinations soleil suscitent toujours le même engouement. Mais comment se comporte-t-on sous le soleil ?

Une première étude internationale dirigée par la Ligue européenne contre le cancer (2008) a voulu savoir quel était le comportement des Européens par rapport à l'exposition solaire. On a interrogé 7 128 personnes de 16 à 65 ans dans 7 pays de l'Union européenne (Allemagne, Angleterre,

Espagne, France, Italie, Norvège, et Pologne) pour savoir qui savait quoi et qui faisait quoi. Les résultats montrent, pour ce qui est notamment des Français, qu'ils ont de bonnes connaissances sur la question : 97 % savent qu'il ne faut pas s'exposer entre 12 heures et 16 heures, mais seuls 74 % le mettent en application. Même s'ils sont bien informés, on observe que les Français se protègent moins que leurs voisins européens : seuls 68 % se protègent systématiquement quand ils s'exposent au soleil, contre 80 % des Italiens et 81 % des Espagnols. De façon plus générale, l'enquête révèle que les Européens du Nord ont tendance à s'exposer davantage que les Européens du Sud, et ceci aux heures où le soleil est le plus fort. En moyenne, 94 % des Européens se mettent de la crème solaire sur le corps, et 84 % sur le visage. Certains stéréotypes déterminent de manière particulière les comportements. Ainsi, 36 % des Européens pensent que les coups de soleil favorisent un bronzage plus homogène, 44 % pensent que les séances d'U.V. en cabine sont une bonne préparation pour l'exposition solaire, et 33 % considèrent qu'il n'est pas nécessaire de se protéger quand le soleil n'est pas intense. En ce qui concerne la protection solaire, les hommes sont les moins bien informés : 64 % d'entre eux pensent que le soleil est moins dangereux quand le ciel est nuageux et 60 % qu'une peau déjà exposée ne nécessite plus une protection solaire aussi forte. Enfin, environ 50 % estiment que le soleil de printemps ne nécessite aucune protection.

Mais être informé n'est pas suffisant pour adopter un comportement réel de protection solaire !

Au cours d'une étude, Johnson et Lookingbill (1984) ont informé un groupe de personnes des risques de cancer de la peau liés à l'exposition solaire et de la nécessité de se protéger. Les résultats ont montré que sur les 89 % qui avaient lu la brochure d'information sur le cancer de la peau qu'on leur avait remise, seuls 5 % se sont effectivement procuré une crème solaire. Dans la même étude sur les effets attendus des crèmes solaires, seuls 43 % considèrent qu'elles peuvent éviter les coups de soleil, alors que 36 % attendent surtout qu'elles leur procurent un bronzage efficace.

Par ailleurs, on observe un décalage entre l'adhésion exprimée et le comportement réel à la plage, c'est-à-dire un décalage entre ce que les gens disent qu'il faut faire et ce qu'ils font réellement.

> Dans une enquête sur le comportement des Français au soleil, l'Inserm (Dore *et al.*, 2006) avait montré que si les Français ont conscience des risques liés à une exposition au soleil, leur comportement réel observé sur 10 plages françaises n'est pas non plus en accord avec ce qu'ils déclarent :
>
> - 24 % des sondés affirment porter un vêtement quand ils sont exposés au soleil mais, en fait, seuls 15 % des vacanciers observés sur les plages portent un vêtement (en début et fin de journée) ;
> - 30 % déclarent porter le plus souvent un chapeau au soleil, mais 5 % au maximum de ceux qui ont été observés en portaient un quelle que soit l'heure ;
> - 20 à 54 % déclarent se protéger du soleil en restant à l'ombre sur la plage, mais dans la réalité 8 à 10 % seulement se mettent à l'ombre au cours de la journée.
>
> Les écarts entre les connaissances (4 Français sur 10 savent qu'il faut éviter de s'exposer au soleil entre 12 heures et 16 heures) et les comportements expliquent pourquoi 50 à 70 % des cancers de la peau sont ainsi directement liés à une surexposition au soleil, et touchent 4 000 à 5 000 personnes chaque année en France, et un quart environ en meurent.

Conclusion

Les clichés ont la vie dure, surtout quand ils touchent notre sentiment de bien-être. Nos comportements au soleil sont souvent dictés par l'idée que le soleil nous fait du bien et nous évaluons la nécessité de protection solaire en fonction de ce que nous ressentons et non en fonction du risque objectif que nous prenons.

4 Environnement et santé

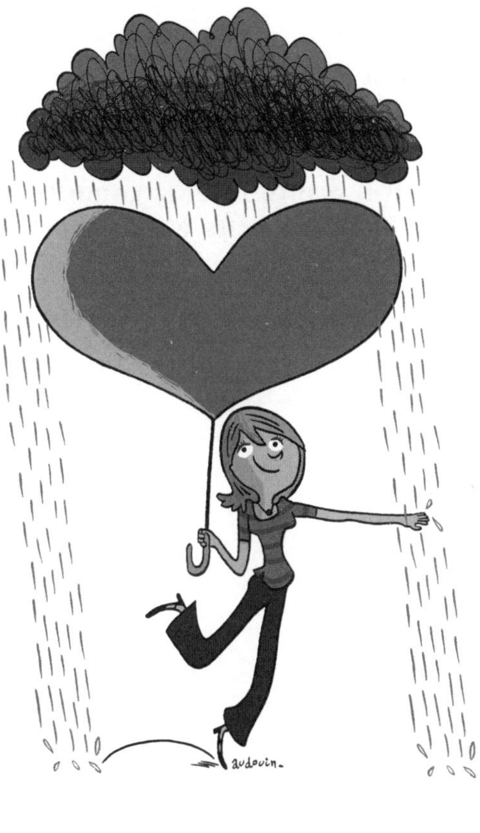

Sommaire

21 Pourquoi vaut-il mieux éviter de vivre dans une cave ?

Effet de la lumière naturelle sur la santé

N'avez-vous jamais eu l'impression d'être plus en forme et de meilleure humeur en été qu'en hiver ? N'avez-vous jamais entendu certaines personnes dire quand vient l'automne : « Quel temps ! Il fait tout gris ! C'est déprimant ! » Et bien cette constatation n'est pas seulement de la psychologie de comptoir : de nombreuses études ont montré que la lumière et le soleil avaient une influence sur notre humeur. Par exemple, la dépression saisonnière est un trouble qui se manifeste durant l'automne et l'hiver, et se caractérise par les symptômes classiques de la dépression. Il s'agit d'un trouble lié au manque de lumière naturelle, provoqué par des journées plus courtes et une lumière moins intense. Un moyen d'en atténuer les symptômes est d'avoir recours à la luminothérapie, qui consiste en une exposition quotidienne à une lumière de forte intensité.

Mais la lumière naturelle n'influence pas seulement notre humeur : elle peut également avoir un impact bénéfique sur notre état de santé, notre perception de la douleur ou encore notre rétablissement à la suite d'une maladie.

Beauchemin et Hays (1998) ont ainsi analysé les fichiers d'admission d'une unité cardiaque de soins intensifs. Ils ont retenu pour leurs études uniquement les patients ayant directement été admis dans l'unité de soins intensifs à la suite d'une première attaque du myocarde, et qui étaient pendant toute la durée de leur séjour soit dans une chambre lumineuse exposée au sud, soit dans une chambre plus sombre exposée au nord. Le matin, en juin, les chambres exposées au nord bénéficient d'une lumière de 200 à 400 lux, alors que celles exposées au sud ont une lumière de 1200 à 1300 lux. Les mêmes mesures ont également été réalisées à midi au mois de novembre, avec une moyenne de 200 lux pour les chambres au nord et de 2 500 lux pour celles au sud.

Pour chaque patient, ils ont recueilli les données suivantes : âge, sexe, durée du séjour, survie ou décès. Ils ont ainsi pris en compte les données de 628 patients âgés en moyenne de 62 ans. Parmi eux, 60 sont décédés au moins une journée après leur admission en soins intensifs et 568 ont survécu. Il apparaît que la luminosité de la chambre a eu un impact significatif sur le taux de décès : parmi les patients décédés, 65 % avaient été admis dans une chambre sombre et 35 % dans une chambre lumineuse. En revanche, aucune différence significative n'apparaît parmi les 568 patients ayant survécu : 47,9 % d'entre eux avaient séjourné dans une chambre lumineuse et 52,1 % dans une chambre sombre. La durée moyenne du séjour de ces patients était de 2,46 jours. Mais ils ont remarqué que le type de chambre, lumineuse vs sombre, influençait la durée du séjour : les patients dans une chambre lumineuse restaient significativement moins longtemps dans l'unité de soins intensifs (m = 2,3 jours) que ceux ayant été admis dans une chambre sombre (m = 2,6 jours). Toutefois, ils ont observé une interaction entre le sexe des patients et le type de chambre : la luminosité de la chambre permettait de réduire la durée du séjour pour les femmes, mais n'avait aucune incidence significative pour les hommes (figure 4.1).

L'impact de la luminosité de la chambre sur la durée du séjour est donc différent pour les hommes et les femmes.

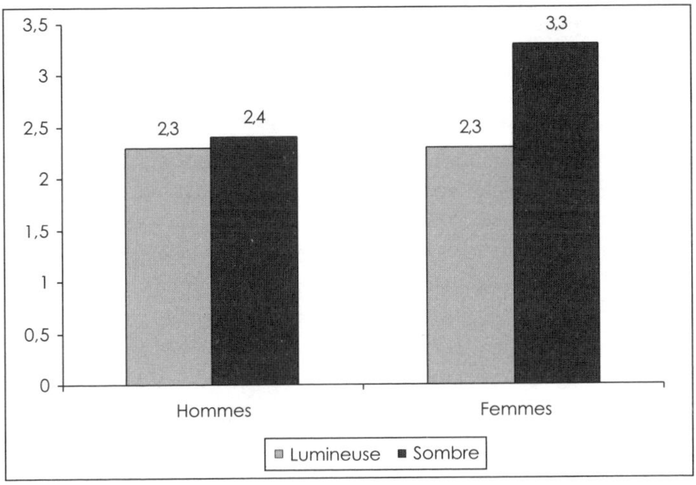

Figure 4.1 – *Durée moyenne du séjour (en nombre de jours) dans l'unité de soins intensifs.*

Cette étude souligne donc les effets bénéfiques de la lumière du soleil sur le rétablissement des patients, et notamment des femmes. Selon les chercheurs, une explication possible de ce résultat serait que les femmes sont généralement plus touchées que les hommes par des problèmes de dépression, et notamment de dépressions saisonnières, c'est-à-dire des cas que l'on peut traiter par photothérapie. Une chambre lumineuse leur aurait donc permis de bénéficier en quelque sorte d'une photothérapie incidente qui aurait amélioré leur humeur et leur état de santé.

Plus récemment, Walch *et al.* (2005) ont réalisé la première étude visant à évaluer les effets de la lumière naturelle du soleil sur la consommation d'analgésiques après une opération chirurgicale. Leur but était d'évaluer dans quelle mesure la quantité de lumière naturelle présente dans une chambre d'hôpital pouvait influencer la santé psychosociale des patients, la quantité d'analgésiques consommés ainsi que le coût de la médication antidouleur.

Ont participé à leur étude 89 patients (43 hommes et 46 femmes) âgés en moyenne de 59 ans, ayant subi une opération de la colonne vertébrale ou des vertèbres cervicales. Ces patients séjournaient dans des chambres individuelles, toutes de même taille et de même configuration, mais il pouvait s'agir soit d'une chambre lumineuse (n = 44), soit d'une chambre sombre (n = 45). L'intensité de la lumière a été mesurée dans la chambre de chaque patient tous les jours à 9 h 30 et 15 h 30. Certaines chambres étaient ainsi jugées sombres car le bâtiment voisin leur faisait de l'ombre, empêchant la lumière du soleil d'y entrer. L'attribution des chambres se faisait en fonction de leur disponibilité. Le questionnaire d'évaluation psychologique a été administré le lendemain de l'opération et le jour de la sortie. Il comprenait 4 échelles : une échelle permettant d'évaluer l'intensité de la douleur ressentie (McGill Pain Questionnaire), une échelle mesurant les symptômes dépressifs (CES-D), une échelle de stress perçu (PSS) et une échelle d'anxiété (POMS). Aucune différence significative n'est observée entre les patients des deux groupes pour les caractéristiques sociodémographiques et les données médicales préopératoires.

Compte tenu de l'impact de la lumière sur les symptômes de la dépression, les patients présentant des antécédents de dépression ou étant sous antidépresseurs au moment de l'étude n'ont pas été pris en compte.

Après l'opération, des analgésiques étaient donnés aux patients en fonction de leur demande, ceux-ci pouvant d'ailleurs s'auto-administrer ces analgésiques au cours de la première journée postopératoire. Une infirmière relevait chaque jour la quantité d'analgésiques consommés. Celle-ci était ensuite transformée en son équivalent de morphine.

Les résultats indiquent que les patients ayant séjourné dans une chambre lumineuse ont été exposés en moyenne à 46 % de lumière naturelle en plus par jour que ceux ayant séjourné dans une chambre sombre. Ils ont eu ont tendance à avoir moins mal, consommé 22 % d'analgésiques en moins par heure (figure 4.2) et coûté 21 % de moins en médications antidouleur. Autrement dit, les patients en chambre sombre consomment 28,3 % d'analgésiques de plus par heure que ceux en chambre lumineuse.

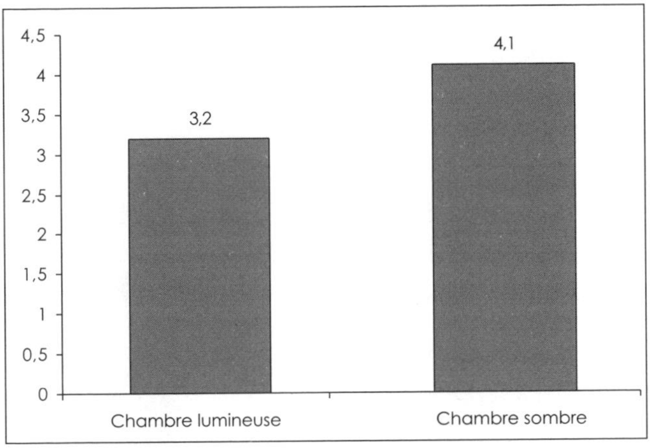

Figure 4.2 – *Quantité moyenne d'analgésiques consommés (en équivalent morphine en mg/h).*

Les analyses statistiques indiquent également que cette différence n'est pas influencée par les caractéristiques socio-démographiques et les antécédents médicaux des patients. La seule variable ayant une influence sur la quantité d'analgésiques consommés est l'âge : plus les patients sont jeunes plus ils consomment d'antidouleur.

Les dépenses en antidouleur étaient en moyenne de 0,23 $/h pour les patients dans une chambre lumineuse et de 0,29 $/h pour ceux dans une chambre sombre. Une chambre lumineuse représente donc un gain financier moyen de 21 % par rapport à une chambre sombre. Si on rapporte ces chiffres à la durée moyenne du séjour, on observe qu'un patient hospitalisé dans une chambre sombre a coûté 3,792 $ de plus en antidouleurs qu'un même patient hospitalisé dans une chambre lumineuse.

Concernant les mesures psychologiques, les résultats révèlent des différences significatives entre les deux groupes de patients pour la douleur ressentie et le niveau de stress, mais pas pour les niveaux d'anxiété et de dépression. Lors de la première évaluation le lendemain de l'opération, les sujets des deux groupes ont un niveau similaire de stress et ressentent des douleurs de même intensité. En revanche, ces résultats sont significativement différents le jour de leur sortie : les patients ayant séjourné dans une chambre lumineuse ressentent une douleur significativement moins intense que ceux ayant séjourné dans une chambre sombre (figure 4.3), ce qui indique que leur douleur a significativement plus diminué.

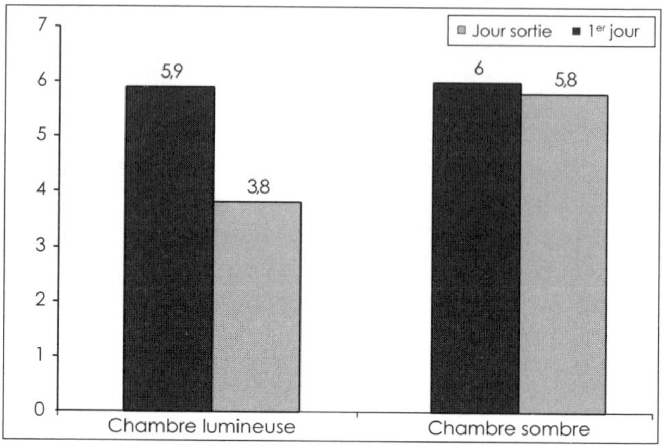

Figure 4.3 – *Scores de douleur ressentie.*

De plus, les patients en chambre lumineuse présentent significativement moins de symptômes de stress que ceux ayant séjourné dans une chambre sombre (figure 4.4) : pour les premiers, le niveau de stress a significativement diminué entre leur premier jour d'hospitalisation et leur sortie, alors que ce n'est pas le cas pour les seconds.

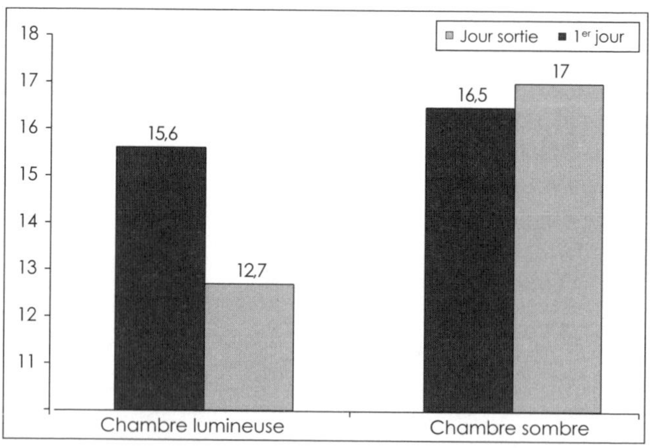

Figure 4.4 – *Scores de stress perçu.*

Conclusion

Le rôle de la lumière est largement reconnu pour son incidence sur les états de dépression, mais il semble avoir un effet bénéfique plus global sur la santé en général. N'hésitez donc pas à profiter de la lumière du jour : ouvrez vos volets et sortez vous aérer !

22 Pourquoi apporter des fleurs à une personne hospitalisée ?

Effet des espaces naturels sur la guérison

La majorité des auteurs s'accordent à dire que les espaces naturels, la montagne, le bord de mer ou encore la forêt présentent un potentiel thérapeutique élevé, en favorisant la récupération des patients. Ces environnements produisent un effet reposant (Kaplan, 1995) et permettent de récupérer d'une fatigue mentale. De nombreuses études ont ainsi mis en évidence les effets thérapeutiques des espaces naturels sur la santé.

Ulrich (1984) a réalisé une étude auprès de 46 patients (30 femmes et 16 hommes) ayant subi une cholécystectomie (ablation de la vésicule biliaire). Tous séjournaient en chambre double, avec pour seule différence que certains avaient vue sur le mur d'un bâtiment, et d'autres sur la forêt. Les patients pouvaient voir à l'extérieur même lorsqu'ils étaient allongés dans leur lit. Cette étude a été réalisée entre mai et octobre uniquement, ce qui correspondait à la période où les arbres avaient leur feuillage. Les patients étaient âgés de 20 à 69 ans, sans troubles psychologiques et leur opération n'avait engendré aucune complication. Les données suivantes ont été recueillies : durée de l'hospitalisation (en nombre de jours), quantité et type d'analgésiques consommés chaque jour, quantité et type d'anxiolytiques consommés par jour, présence de complications mineures (maux de tête, nausée). De plus, les infirmières étaient chargées de noter des appréciations sur le comportement et la santé des patients. Ces appréciations étaient ensuite regroupées en deux catégories : les appréciations positives (par exemple : bouge bien, bon état d'esprit, etc.) et les appréciations négatives (par exemple : bouleversé, pleure, a besoin d'encouragements, etc.).

Les résultats indiquent que les patients ayant une vue sur les arbres (m = 7,96 jours) ont été hospitalisés significativement moins longtemps que ceux ayant une vue sur le mur de briques (m = 8,7). Les infirmières ont noté significativement plus d'appréciations négatives pour les patients avec vue sur le mur (m = 3,96) que pour ceux ayant vue sur les arbres (m = 1,13).

Conformément à leurs attentes, les auteurs ont constaté que la consommation d'analgésiques le premier jour après l'opération était identique dans les deux groupes : ils supposaient en effet que les patients seraient soit trop drogués, soit trop absorbés par leurs douleurs pour prêter attention à la fenêtre et au paysage. En revanche, il existe des différences significatives les quatre jours suivants : les patients avec vue sur les arbres ont consommé moins d'analgésiques forts ou modérés et plus d'analgésiques légers que ceux ayant une vue sur le mur (figure 4.5).

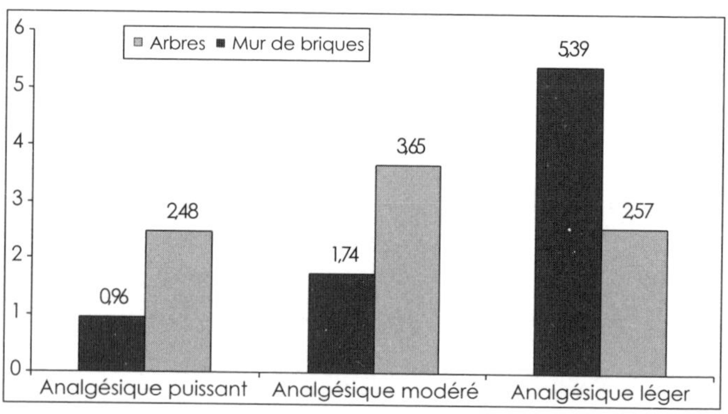

Figure 4.5 – *Quantité moyenne d'analgésiques consommés par jour, entre le 2e et le 5e jourpostopératoire.*

Enfin, les patients avec vue sur les arbres ont eu tendance à rapporter un peu moins de complications mineures que les patients ayant vue sur le mur, mais sans différence significative.

Une chambre avec vue sur un paysage naturel semble avoir des effets thérapeutiques bénéfiques sur le rétablissement des patients. Mais, vous le savez parfaitement, toutes les chambres des hôpitaux ne donnent pas sur une forêt ou un parc ! Et, un hôpital n'étant pas un hôtel, il est impossible (ou en tout cas très difficile) de choisir sa chambre. Alors que faire ? Si vous devez être hospitalisé, vous pouvez par exemple apporter avec vous une plante verte. En effet, certaines études ont pu montrer qu'elles avaient un effet bénéfique similaire.

Park et Mattson (2009) ont réalisé une étude auprès de 90 patients (43 hommes et 47 femmes), âgés en moyenne de 47 ans, et hospitalisés pour une hémorroïdectomie (ablation des hémorroïdes). À leur arrivée, ils étaient tous admis dans une chambre standard. Mais pour la moitié d'entre eux, les infirmières apportaient plusieurs plantes vertes dans leur chambre pendant qu'ils étaient opérés. Pour l'autre moitié, considérée comme le groupe contrôle, la chambre restait telle quelle, sans ajout de plantes.

Les résultats indiquent que les patients ayant des plantes dans leur chambre ont ressenti une douleur moins intense et moins d'anxiété les jours suivant l'opération que ceux du groupe contrôle. Ils ont également trouvé leur chambre significativement plus propre, plus confortable, plus relaxante, plus joyeuse, plus colorée, plus calme et en ont été plus satisfaits que les patients du groupe contrôle. Quand on leur a demandé quelles étaient les principales qualités de leur chambre, les patients ayant eu des plantes ont répondu qu'il s'agissait des plantes (96 %), de l'ensoleillement (80 %), de la température (67 %) et de la télévision (44 %), tandis que ceux du groupe contrôle ont indiqué qu'il s'agissait de la température (88 %), de la télévision (86 %), de l'ensoleillement (71) et de la tranquillité (22 %).

La simple présence de plantes vertes dans une chambre d'hôpital a donc des effets bénéfiques sur la santé et la récupération des patients. Mais dans certains cas, la présence de fleurs ou de plantes vertes est interdite pour des raisons d'hygiène et de risque de contamination bactériologique. Il est alors possible de les remplacer par des images de plantes ou de fleurs : certaines études ont montré que leur présence pouvait également avoir un effet bénéfique sur la santé des patients.

> Ulrich *et al.* (1993) ont cherché à évaluer dans quelle mesure des images représentant des paysages naturels pouvaient influencer la santé de 166 patients en unités de soins intensifs à la suite d'une opération à cœur ouvert. Ces patients étaient répartis dans 6 groupes :
>
> - dans les deux premiers groupes expérimentaux, les patients avaient au pied de leur lit la photo d'un paysage naturel, dont la dominance était soit de l'eau (groupe 1), soit des arbres (groupe 2) ;
> - dans les deux autres groupes expérimentaux, les patients avaient une peinture abstraite (groupes 3 et 4) ;
> - les groupes 5 et 6 étaient les groupes contrôles, c'est-à-dire qu'ils n'avaient ni photo de paysage naturel ni peinture abstraite.
>
> Leurs résultats ont montré que les patients ayant bénéficié de la photographie d'un paysage naturel, et plus spécifiquement d'un paysage aquatique, présentaient une anxiété postopératoire significativement moins élevée et consommaient significativement moins d'analgésiques puissants que les patients des 5 autres groupes.

Conclusion

Si vous allez rendre visite à une personne hospitalisée, il y a de grandes chances pour que vous lui apportiez des fleurs. Ce geste est bien sûr un témoignage de sympathie, mais vous savez maintenant qu'il peut également avoir un impact sur sa santé et favoriser sa guérison.

23 Pourquoi se promener dans un parc quand on est stressé ?

Jardin et stress

Ne vous est-il jamais arrivé de vous sentir mieux, plus détendu ou plus relaxé lorsque vous vous promeniez en forêt, dans un parc ou un jardin botanique ? N'avez-vous jamais eu l'impression que quelques minutes passées en pleine nature vous permettaient d'évacuer votre stress et les petits tracas de la vie quotidienne ? Oui ? Alors vous faites probablement partie de ces gens qui estiment que la verdure leur permet de se calmer et de se ressourcer.

Comme nous l'avons évoqué précédemment, les espaces naturels jouent un rôle bénéfique dans le rétablissement des patients. Mais ils peuvent également avoir un impact sur votre bien-être et le stress que vous éprouvez au quotidien.

C'est ce qu'a montré Ulrika Stigsdotter (2004). Elle a réalisé une enquête auprès de 584 salariés afin d'évaluer dans quelle mesure l'accès à un jardin ou à un parc sur le lieu de travail pouvait influencer leur niveau de stress. Cette enquête a été réalisée par questionnaire postal auprès de personnes résidant dans neuf villes de Suède. Au final, elle a utilisé les données de 584 salariés, parmi lesquels 400 avaient accès à un jardin ou à un parc sur le lieu de travail et 184, non. Ces deux groupes avaient des caractéristiques socio-économiques similaires.

Dans un premier temps, les résultats (figure 4.6) montrent que les salariés ayant accès à un jardin sur leur lieu de travail présentent un niveau de stress significativement plus faible que les autres.

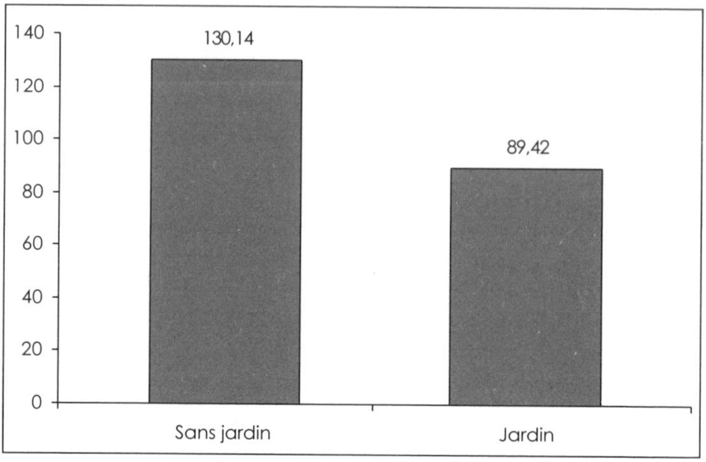

Figure 4.6 – *Niveaux de stress selon la possibilité d'accéder ou non à un jardin.*

Afin d'affiner ces résultats, U. Stigsdotter a construit à partir des données recueillies un index de verdure sur le lieu de travail (*workplace greenery index*). Il permet de regrouper les salariés en 4 catégories selon leur niveau d'accès à de la verdure :

- le niveau 1 comprend les salariés n'ayant aucune possibilité d'accès à de la verdure, ni en regardant par la fenêtre, ni en prenant leurs pauses à l'extérieur ;
- le niveau 2 comprend les salariés qui ont la possibilité d'accéder à un jardin pendant leurs pauses mais qui ne l'utilisent que très rarement (moins d'une fois par mois), et qui ne peuvent pas voir de verdure par leurs fenêtres ;
- le niveau 3 inclut les salariés qui ont accès à un petit jardin dans lequel ils prennent parfois leur pause (une fois par semaine au plus), et qui ont une vue sur ce jardin depuis leur lieu de travail ;
- le niveau 4 inclut les salariés qui ont à la fois une vue sur un jardin depuis leur lieu de travail et la possibilité d'accéder à un jardin riche en verdure dans lequel ils prennent leurs pauses plus d'une fois par semaine.

Les résultats indiquent un effet significatif de l'index de verdure sur le niveau de stress : le niveau moyen de stress diminue quand le niveau de verdure augmente (figure 4.7).

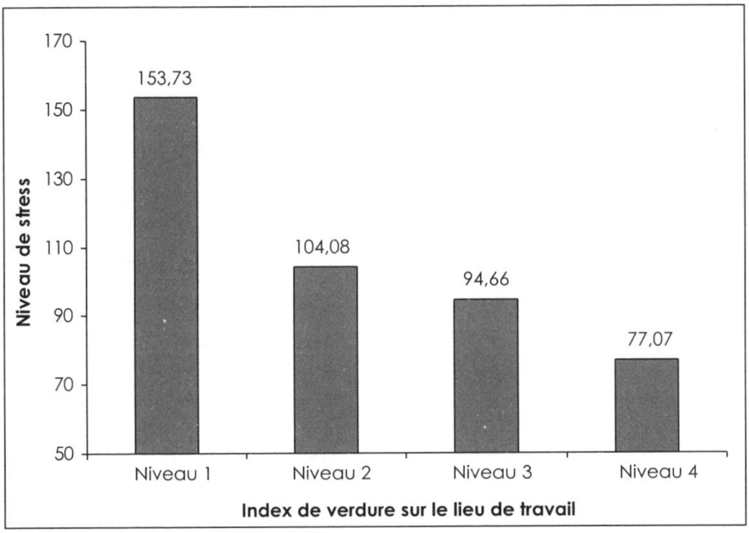

Figure 4.7 – *Niveaux de stress selon les catégories de l'index de verdure du lieu de travail.*

Plus les salariés ont accès à jardin et plus ils s'y rendent régulièrement durant leurs pauses, plus leur niveau de stress sera faible. Ainsi, les salariés prenant régulièrement leurs pauses dans un jardin sont ceux qui présentent le niveau de stress le plus faible. Les salariés n'ayant aucune possibilité d'accéder à un jardin sont ceux qui présentent le niveau de stress le plus élevé : ce dernier est deux fois plus élevé pour eux que pour ceux qui prennent régulièrement leurs pauses dans un jardin (salariés du niveau 4).

Enfin, les salariés ayant accès à un jardin déclarent également ressentir un niveau de bien-être et de plaisir sur leur lieu de travail significativement plus important que ceux n'ayant aucune possibilité d'accéder à un jardin.

Conclusion

Si votre lieu de travail vous offre la possibilité de faire vos pauses dans un parc ou un jardin, alors n'hésitez plus : quand vous êtes débordé(e) ou que vos collègues vous tapent sur le système, allez y faire un tour, vous vous sentirez peut-être mieux et plus détendu(e) ensuite !

24 Pourquoi vaut-il mieux éviter de vivre à 12 dans un studio ?

Densité résidentielle et santé

Il vous est peut-être déjà arrivé d'entendre des gens dire que leur logement était trop petit, que les enfants n'avaient pas chacun leur chambre, qu'ils vivaient les uns sur les autres, etc. Ce genre de situation correspond en psychologie de l'environnement à deux notions distinctes : la « densité résidentielle » et le *crowding* (ou sentiment d'entassement). La densité résidentielle correspond au nombre de personnes par pièce, alors que le *crowding* désigne « le sentiment d'inconfort plus ou moins prononcé produit par une situation de densité » (Fischer, 1997). La densité renvoie donc à une mesure objective, tandis que le *crowding* est la perception subjective que les individus se font de cette densité. Bien que très souvent liées, ces deux notions ne le sont pas systématiquement : certaines personnes se sentent parfois à l'étroit seules dans un 3 pièces, alors que d'autres se sentent à leur aise à 6 dans ce même 3 pièces !

Différentes études réalisées auprès d'adultes et d'enfants ont mis en évidence que la densité résidentielle et le *crowding* pouvaient avoir des effets néfastes sur la santé des individus.

Evans *et al.* (1989) ont ainsi réalisé une étude en Inde afin d'évaluer dans quelle mesure la densité résidentielle avait un effet sur la santé mentale et le soutien social. Ils ont calculé la densité résidentielle en divisant le nombre de personnes vivant dans un logement par son nombre de pièces. De plus, les sujets étaient invités à répondre à deux questions afin d'appréhender le sentiment d'entassement perçu (*crowding*). Ils devaient indiquer s'ils avaient suffisamment de pièces dans leur logement actuel et dans quelle mesure ils estimaient ce logement trop petit pour les besoins de leur famille. Enfin, les sujets étaient invités à répondre à un questionnaire permettant d'évaluer la présence de différents troubles psychologiques ainsi que le niveau de soutien social.

Ils ont interrogé 175 hommes chefs de famille. La densité résidentielle mesurée variait d'une personne pour deux pièces à onze personnes par pièce. Les auteurs ont ensuite défini trois catégories : densité faible (moins de 1,6 personne par pièce), moyenne (entre 1,6 et 3,25) ou élevée (plus de 3,25).

Leurs résultats indiquent tout d'abord que les individus vivant dans un logement de densité élevée déclarent plus fréquemment ne pas avoir suffisamment de pièces dans leur logement (58 % et que leur logement est trop petit pour leurs besoins (58 %) que ceux résidant dans un logement à densité faible (respectivement 31 % et 24 %) ou moyenne (35 % et 42 %).

Une analyse des corrélations révèle que la densité résidentielle est significativement corrélée avec la santé mentale (r = .20) et le soutien social (r = – .39). Ainsi, plus la densité résidentielle est élevée, plus les troubles psychologiques sont importants (figure 4.8), et moins les individus bénéficient de soutien social de la part de leur entourage (figure 4.9).

Les personnes vivant dans un logement ayant une densité résidentielle élevée sont celles qui présentent le plus de troubles psychologiques et bénéficient du moins de soutien social.

Les auteurs retrouvent également un résultat classique en psychologie, à savoir que le soutien social est négativement corrélé avec les troubles psychologiques (r = – .21) : plus les individus bénéficient de soutien social, moins ils présentent de troubles psychologiques.

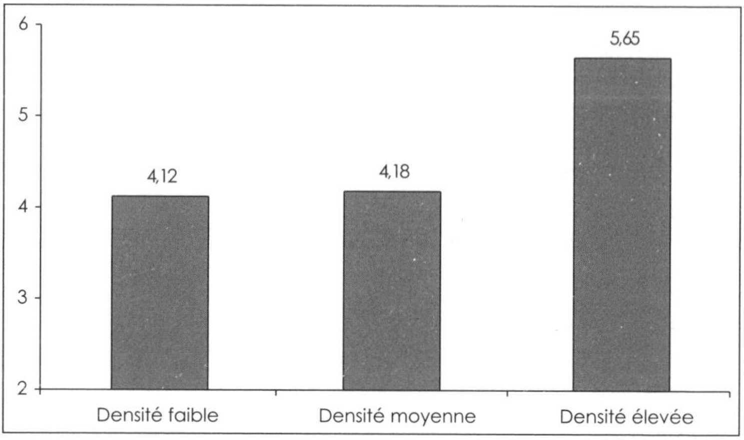

Figure 4.8 – *Scores obtenus à l'échelle de troubles psychologiques.*

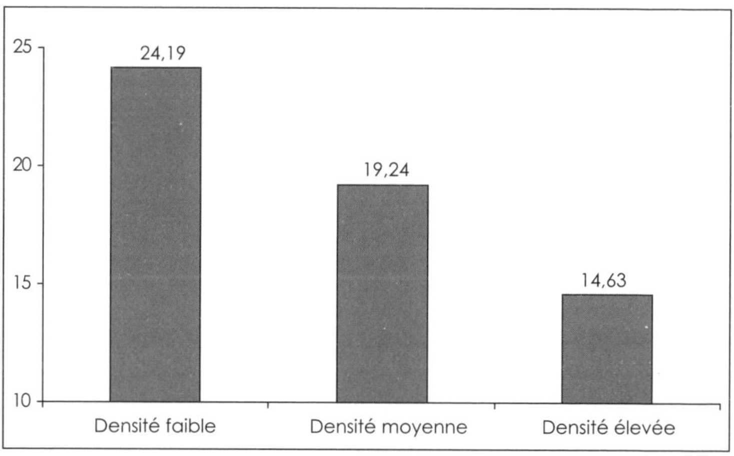

Figure 4.9 – *Scores obtenus à l'échelle de soutien social.*

Enfin, une analyse par régression leur a permis de mettre en évidence le fait qu'après avoir contrôlé les variables « niveau de revenus » et « niveau d'éducation », la présence de troubles psychologiques était significativement associée à la densité résidentielle et au soutien social. En revanche, les mêmes analyses ont été réalisées après avoir contrôlé le niveau de soutien social, et cette fois l'association entre densité résidentielle et troubles psychologiques n'est plus significative. Les auteurs en concluent que le soutien social jouerait un rôle de médiateur entre la densité résidentielle et les troubles psychologiques, c'est-à-dire que les effets néfastes de la densité résidentielle sur la santé mentale seraient en partie dus à une baisse de soutien social.

Conclusion

Une densité résidentielle élevée n'a donc pas uniquement des conséquences sur votre sentiment d'entassement et d'inconfort, elle peut également avoir un impact sur votre santé mentale en augmentant par exemple les manifestations de stress, d'anxiété ou de pessimisme.

25 Pourquoi est-il préférable de prendre des boules Quiès si vous êtes hospitalisé ?

Effet du bruit sur la santé en milieu hospitalier

Si vous avez déjà été hospitalisé(e), vous vous êtes peut-être rendu(e) compte que les hôpitaux sont généralement des lieux bruyants. Pourtant, l'Organisation Mondiale de la Santé préconise pour une chambre d'hôpital un niveau sonore ne dépassant pas 35 dB en journée et 30 dB durant la nuit. Or la plupart des études réalisées sur ce point mettent en évidence que ces seuils sont très souvent dépassés (Rashid et Zimring, 2008) : le bruit ambiant se situe généralement entre 45 dB et 68 dB, pour atteindre par moments des pics allant jusqu'à 90 dB.

De nombreuses études ont montré que le bruit est une caractéristique particulièrement néfaste des environnements hospitaliers, notamment parce qu'il favorise l'apparition de troubles du sommeil. Certaines se sont ainsi intéressées aux effets du bruit sur le sommeil des patients dans les services de soins intensifs.

> Ugras et Oztekin (2007) ont interrogé 84 patients hospitalisés dans une unité de soins intensifs de neurochirurgie afin de déterminer les facteurs influençant leur sommeil. Parmi eux, 79 % ont déclaré avoir des problèmes de sommeil. Les principales raisons avancées par ces patients ont été les suivantes : le fait de rester immobile (évoqué par 63,6 % de ces patients), la douleur ressentie (59,1 %), un environnement trop bruyant (57,6 %) et le fait d'être anxieux concernant les résultats de l'opération (56,1 %). Le bruit (57,6 %) et la lumière présente toute la nuit (47 %) sont les deux caractéristiques environnementales qui affectent le plus le sommeil des patients dans cette unité de soins intensifs. Viennent ensuite la température (trop froid pour 30,3 % et trop chaud pour 16,7 %), ainsi que les mauvaises odeurs (21,2 %).

Mais les patients ne se plaignent pas du bruit uniquement dans les services de soins intensifs. D'autres études ont ainsi mis en évidence ses effets néfastes sur le sommeil des malades dans différents services hospitaliers.

> Simpson *et al.* (1996) ont interrogé 97 patients (75 hommes et 22 femmes) âgés de 35 à 86 ans qui venaient de subir une chirurgie cardiaque. Ils ont cherché à appréhender quels étaient les facteurs environnementaux pouvant influencer la qualité de leur sommeil. Pour cela, ils leur ont demandé d'évaluer sur une échelle visuelle de 10 cm plusieurs aspects de leur sommeil (temps de sommeil, qualité perçue du sommeil, nombre de réveils nocturnes, nombre de perturbations pendant leur sommeil, sentiment d'être reposés au réveil, etc.) : pour chaque indicateur, le score pouvait varier de 0 à 10. Ils ont également proposé aux patients une liste de 35 facteurs environnementaux susceptibles de perturber leur

sommeil, parmi lesquels 24 étaient des sources de bruit. Les patients devaient alors indiquer sur une échelle de 0 (pas du tout) à 4 (extrêmement) dans quelle mesure chacun de ces facteurs était présent et dans quelle mesure ils avaient été dérangés par ces facteurs.

Leurs résultats indiquent notamment que ces patients ont dormi en moyenne 5,2 heures par nuit, déclaré se réveiller souvent pendant leur sommeil (m = 6,7 pour un score maximal de 10), estimé être moyennement reposés au réveil (m = 4,7) et déclaré que leur sommeil avait été de qualité moyenne (m = 4,8). De plus, parmi les facteurs environnementaux proposés, plusieurs étaient significativement corrélés à la qualité du sommeil. Le bruit est ainsi apparu comme le quatrième facteur perturbant le sommeil des patients, après le fait de ne pas pouvoir réaliser sa routine d'endormissement, le fait d'être dans une position inconfortable et la douleur ressentie. Les actes médicaux réalisés sur les patients, le fait de ne pas dormir dans son lit et l'anxiété ressentie ont également eu un impact néfaste sur le sommeil. Les patients ont déclaré que les bruits les plus gênants pour leur sommeil étaient les suivants : les grincements du lit ; le bruit des chariots utilisés par le personnel médical et le personnel d'entretien ; les conversations dans le couloir, les bruits de chasse d'eau ; les bruits de pas ; les bruits de portes que l'on ouvre, que l'on ferme ou que l'on claque ; et les bruits engendrés par les équipements médicaux.

Cette étude a permis de mettre en évidence que les patients ayant subi une chirurgie cardiaque souffraient de troubles de sommeil et qu'une des principales causes de ces troubles avait été le bruit.

Or, s'il est difficile d'agir sur des facteurs tels le sentiment d'inconfort, la douleur et l'anxiété ressentis ou le fait d'être dans un environnement qui n'est pas familier, il est en revanche possible d'agir sur les différentes sources de bruit afin de les réduire. Il est par exemple possible d'utiliser des matériaux isolants afin d'insonoriser les locaux en réduisant la réverbération, la propagation et l'intensité des sons. Une étude a ainsi souligné que les effets néfastes du bruit pouvaient être limités par certains aménagements physiques de l'espace.

Hagerman *et al.* (2005) ont réalisé une étude dans le but d'évaluer dans quelle mesure le bruit pouvait affecter le rétablissement de patients hospitalisés à la suite d'un problème cardiaque. Ils ont pour cela interrogé 94 patients (57 hommes et 37 femmes) âgés de 67 ans en moyenne et hospitalisés dans une unité de cardiologie avec un diagnostic d'infarctus du myocarde (n = 39), ou d'angine de poitrine stable (n = 44) ou instable (n = 11). Les chercheurs ont mesuré jour et nuit (pendant en moyenne 17 heures) leurs données physiologiques (rythme cardiaque, variabilité du rythme cardiaque, pression sanguine, amplitude des pulsations). Les patients étaient également invités à remplir un questionnaire concernant la qualité des soins et de leur séjour.

Afin d'évaluer les effets du bruit sur l'état de santé de ces patients, les chercheurs ont réalisé des aménagements physiques dans le service et les chambres. Leur étude s'est déroulée en deux phases, chacune s'étalant sur une période de 4 semaines. Au cours de la première phase, le service et les chambres des patients avaient des dalles de plafond réfléchissant les sons. Ils ont ainsi recueilli les données de 31 patients ayant séjourné dans ces conditions (groupe « mauvaises conditions acoustiques »). Dans la seconde phase de leur étude, ils ont remplacé les dalles de plafond réfléchissant les sons par des dalles d'apparence identique mais ayant de meilleures propriétés d'absorption des sons. À la suite de cette intervention, le niveau sonore dans les chambres a chuté d'environ 6 dB. Le groupe « bonnes conditions acoustiques » était donc constitué des 63 patients ayant séjourné dans ces conditions.

Les patients de ces deux groupes présentaient des caractéristiques sociodémographiques et médicales similaires.

Concernant les données cardiaques, aucune différence significative n'apparaît entre les patients des groupes aux bonnes ou mauvaises conditions acoustiques pour le rythme cardiaque, la variabilité du rythme cardiaque et la pression sanguine. Toutefois, une différence significative apparaît pour l'amplitude nocturne des pulsations des patients hospitalisés pour une angine de poitrine instable ou pour un infarctus du myocarde : ceux ayant séjourné dans de mauvaises conditions acoustiques présentent des amplitudes de pulsations significativement plus élevées que ceux ayant séjourné dans de bonnes conditions acoustiques. Cette différence ne se retrouve pas pour les patients souffrant d'angine de poitrine stable. Il semble donc que les effets néfastes du bruit se manifestent le plus chez les patients les plus gravement malades.

De plus, le taux de rehospitalisation à trois mois est significativement plus élevé chez les patients ayant séjourné dans de mauvaises conditions acoustiques (48 %) que chez ceux ayant séjourné dans de bonnes conditions acoustiques (21 %). Enfin, les patients ayant séjourné dans de bonnes conditions acoustiques estiment que leur prise en charge médicale et l'attitude du personnel médical ont été de meilleure qualité que ceux ayant séjourné dans de mauvaises conditions acoustiques. Ils déclarent également que les bruits ambiants les ont moins souvent réveillés pendant leur sommeil.

Conclusion

Si vous devez être hospitalisé, pensez à emporter des boules Quiès ! En effet, une étude (Hu *et al.*, 2010) a montré que si le bruit et la lumière présents en unité de soins intensifs dégradent le sommeil des patients, le port de boules Quiès et d'un masque occultant pour dormir permet d'en réduire les effets néfastes et d'améliorer la qualité du sommeil.

5 Face à la douleur

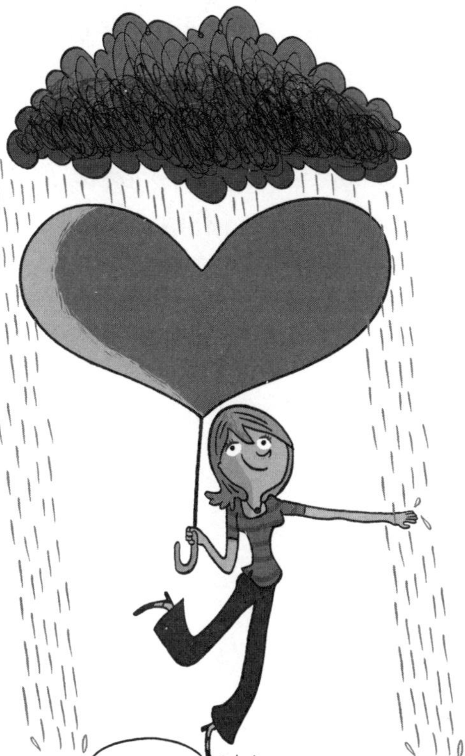

Sommaire

26 Pourquoi vos dents vous font-elles moins mal si votre dentiste met de la musique dans son cabinet ?

Effet de la musique sur la perception de la douleur

Lorsqu'on a mal quelque part, on cherche désespérément un moyen de soulager cette douleur. Dans la plupart des cas, on prend des médicaments antidouleur. Mais il existe également d'autres moyens pour atténuer ces sensations désagréables. En psychologie, certaines approches cognitives préconisent d'agir sur l'attention en la détournant de la source de la douleur. Lorsque vous avez mal au ventre, plus vous y pensez, plus vous avez l'impression d'avoir mal et moins ça passe. De même, ne vous est-il jamais arrivé d'avoir mal à un endroit, et d'oublier en quelque sorte cette douleur en vous plongeant dans une activité prenante ou une conversation importante ? Oui ? Alors vous avez compris le principal !

L'objectif des recherches menées sur ce thème est d'identifier les moyens non médicamenteux les plus efficaces pour atténuer la douleur ressentie. Un des principaux facteurs étudiés est l'influence de la musique. Diverses recherches ont cherché à évaluer dans quelle mesure écouter de la musique pouvait atténuer la douleur ressentie.

Ainsi, une étude récente (Mitchell *et al.*, 2008) a cherché à évaluer les effets de la musique sur la perception de la douleur. Elle a porté sur 80 sujets (36 hommes et 44 femmes), âgés de 18 à 38 ans (moyenne d'âge = 21 ans). Ils devaient réaliser une tâche d'eau glacée, c'est-à-dire plonger leur main dans un bac d'eau glacée et la maintenir le plus longtemps possible.

Pour chaque participant les chercheurs ont mesuré :

- le seuil de tolérance à la douleur, c'est-à-dire la durée (en secondes) entre le moment où le sujet plongeait sa main dans l'eau glacée et le moment où il la retirait ;
- l'intensité de la douleur, mesurée par une échelle visuelle de 100 mm, allant de 0 (aucune douleur) à 100 (la pire douleur imaginable).

Les résultats mettent en évidence un effet bénéfique de la musique.

Concernant le seuil de tolérance, on constate que les sujets maintenaient leur main significativement plus longtemps dans l'eau glacée lorsqu'ils écoutaient leur musique préférée (176 secondes) pendant la réalisation de la tâche que lorsqu'ils la réalisaient en silence (138,9 secondes).

Concernant l'intensité de la douleur (figure 5.1), les sujets ont déclaré ressentir une douleur significativement moins intense lorsqu'ils écoutaient leur musique préférée que lorsqu'ils réalisaient l'épreuve en silence.

En somme, les résultats mettent en évidence que la musique permet d'atténuer la douleur et l'anxiété ressenties par les individus, mais également d'augmenter leur seuil de tolérance à la douleur.

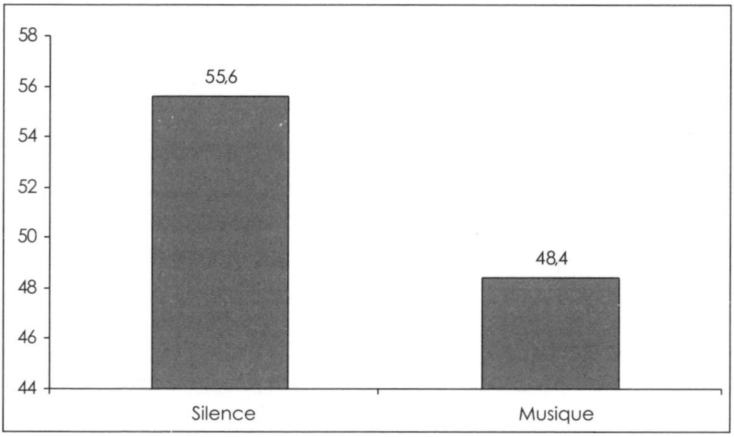

Figure 5.1 – *Intensité de la douleur.*

Les résultats de cette recherche confirment donc que la musique a un effet bénéfique sur la perception de la douleur et son seuil de tolérance. Mais il s'agissait là d'une situation expérimentale, créée en laboratoire pour les objectifs de la recherche, et où la douleur était provoquée.

Qu'en est-il dans la réalité ? Retrouve-t-on cet effet bénéfique lors de situations en conditions réelles ?

Voss *et al.* (2004) ont réalisé une recherche afin de vérifier les effets bénéfiques de la musique sur la douleur et l'anxiété ressenties après une opération à cœur ouvert. Malgré les médicaments, les patients dans cette situation rapportent souvent une douleur et une anxiété d'intensité modérée à élevée.

Leur étude a porté sur 61 patients (64 % d'hommes et 36 % de femmes), âgés en moyenne de 63 ans, tous hospitalisés en chambre individuelle dans une unité de soins intensifs après une opération chirurgicale à cœur ouvert et ont été rencontrés lors de leur 1re journée postopératoire. Ces patients ont été répartis en trois groupes :

- « musique relaxante » : les 19 patients de ce premier groupe ont écouté pendant 30 minutes, alors qu'ils étaient assis, une musique relaxante (sans paroles ni percussions ou rythmes rapides) qu'ils avaient préalablement choisie parmi 6 proposées ;
- « repos assis » : les 21 patients de ce groupe ont été invités à rester tranquillement assis, les yeux fermés, et à se reposer pendant 30 minutes ;
- « contrôle » : les 21 patients affectés au groupe contrôle sont restés assis pendant 30 minutes, tout en pouvant réaliser leurs activités habituelles.

Les chercheurs ont mesuré le niveau d'anxiété perçu par ces patients ainsi que leurs niveaux de douleur sur deux échelles visuelles de 100 mm, allant de 0 (aucune anxiété/douleur) à 100 (pire anxiété/douleur imaginable).

Les résultats obtenus indiquent que les patients ayant écouté une musique relaxante ou s'étant reposés tranquillement ont vu leurs niveaux de douleur et d'anxiété diminuer de façon significative, comparativement aux patients du groupe contrôle pour qui ces niveaux sont restés stables (aucune différence significative entre avant et après). De plus, les patients ayant écouté de la musique relaxante pendant 30 minutes manifestent significativement moins d'anxiété (figure 5.2) et de douleur (figure 5.3) que ceux qui se sont reposés tranquillement ou ceux du groupe contrôle. En revanche, même si les patients qui se sont reposés tranquillement déclarent des niveaux d'anxiété et de douleur en moyenne un peu moins élevés que ceux du groupe contrôle, ces différences ne se sont pas révélées significatives.

Ainsi, les patients ayant écouté de la musique relaxante durant 30 minutes manifestent 72 % d'anxiété et 57 % de douleur sensorielle en moins que les patients du groupe contrôle ; mais également 59 % d'anxiété et 51 % de douleur sensorielle en moins que les patients s'étant reposés assis les yeux fermés. Les auteurs en concluent donc que la musique a un effet largement bénéfique sur les sentiments d'anxiété et la perception de la douleur. Ils expliquent ces résultats par le fait que la musique détournerait l'attention des patients et leur permettrait ainsi de focaliser leur attention sur autre chose que leur état de santé et leur douleur.

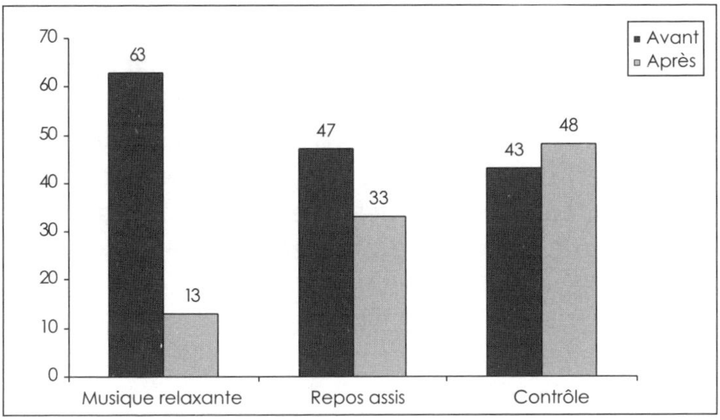

Figure 5.2 – *Scores moyens d'anxiété.*

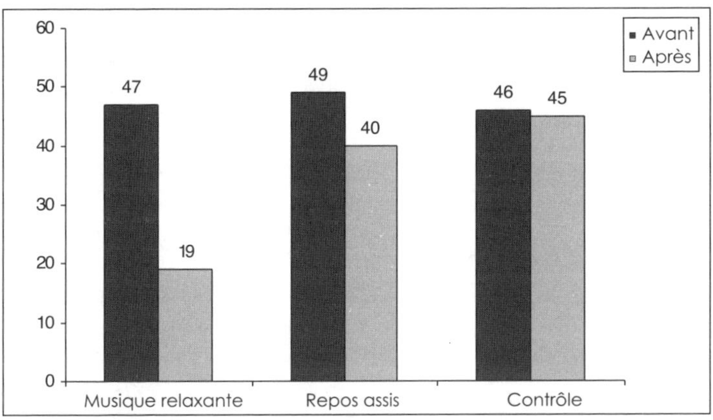

Figure 5.3 – *Scores moyens de douleur.*

Ces résultats confirment les effets bénéfiques de la musique sur l'anxiété et la perception de la douleur auprès de patients venant de subir une intervention chirurgicale à cœur ouvert. D'autres études ont également montré que la musique pouvait diminuer les douleurs postopératoires (Good *et al.*, 1999), les douleurs dues à un cancer (Beck, 1991) ou encore des douleurs chroniques (Schorr, 1993).

Mais toutes ces douleurs sont bien sûr d'intensité et de durée variables d'une personne à l'autre. Certains chercheurs se sont alors intéressés aux effets de la musique sur une douleur très intense, mais circonscrite dans le temps : la douleur éprouvée lors d'un accouchement. Des études ont ainsi montré que 40 à 60 % des femmes souffraient de douleurs extrêmement sévères lors de l'accouchement (Melzack, 1993), et que 40 % de celles qui recevaient des analgésiques ne ressentaient pas un soulagement suffisant (Ranta *et al.*, 1995).

Phumdoung et Good (2003) ont cherché à évaluer dans quelle mesure écouter de la musique pendant l'accouchement pouvait réduire la sensation de douleur.

Leur étude a porté sur 110 femmes en bonne santé, enceintes de leur premier enfant, âgées de 20 à 30 ans, n'ayant aucun antécédent médical ou psychiatrique et dont le fœtus se présentait bien. Elles ont toutes accouché à terme, de façon naturelle (sans césarienne programmée) et n'ont reçu aucun analgésique avant l'expérience.

Chaque femme devait évaluer son niveau de douleur perçue (douleur de l'abdomen et du bas du dos engendrée par l'intensité des contractions) au moyen d'une échelle visuelle de douleur mesurant 100 mm et allant de 0 (aucune douleur) à 100 (la pire douleur imaginable). Les chercheurs ont mesuré ces niveaux de douleur à 4 reprises : au moment de leur arrivée à la maternité (avant que le travail ne commence), puis toutes les heures au cours des 3 premières heures du travail (après 1 heure, 2 heures, et 3 heures).

Parmi ces 110 femmes, ils ont proposé à la moitié d'écouter de la musique relaxante pendant leur accouchement, l'autre moitié constituant le groupe contrôle. L'intervention en elle-même, c'est-à-dire la possibilité d'écouter de la musique, commençait au moment où débutait la phase active du travail, correspondant à une dilation du col de 3 à 4 cm et à la survenue de contractions toutes les 30 à 60 secondes. À ce moment, les femmes du groupe expérimental prenaient leur baladeur et écoutaient la musique qu'elles avaient préalablement choisie pendant les 3 premières heures du travail. Seules 2 femmes du groupe contrôle ont eu recours à la prise d'analgésiques pendant la durée de l'étude.

Les résultats ont montré que les femmes ayant eu la possibilité d'écouter de la musique déclaraient ressentir moins de douleur que celles du groupe contrôle.

En effet, on constate (figure 5.4) qu'au moment de leur arrivée à la maternité, les femmes des 2 groupes déclaraient des niveaux de douleur équivalents. Puis, au fil de l'accouchement, la douleur a augmenté bien sûr dans les deux groupes, mais de façon moins rapide pour celles qui écoutaient de la musique. Au cours des trois premières heures du travail, les femmes ayant écouté de la musique ressentaient significativement moins de douleur que celles du groupe contrôle, ceci à chaque moment des mesures (1re heure, 2e heure, et 3e heure). La montée de la douleur semble donc se faire moins rapidement pour celles qui écoutent de la musique.

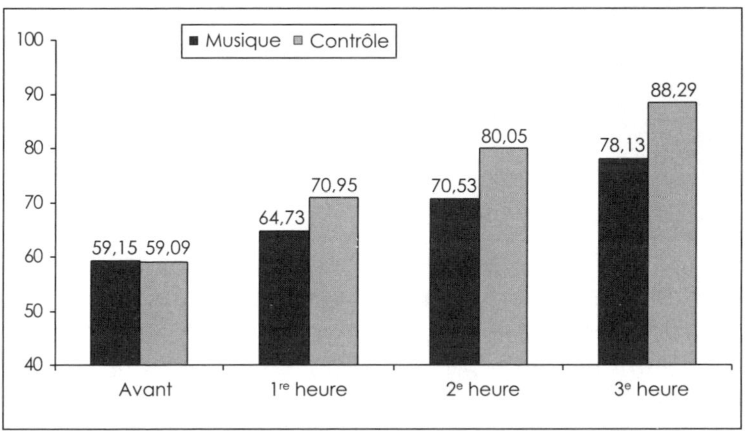

Figure 5.4 – *Scores moyens de douleur.*

À la fin de l'étude, 98 % des femmes du groupe expérimental ont déclaré que la musique les avait aidées : 63 % ont estimé que la musique les avait modérément ou beaucoup aidées, les autres déclarant que ça ne les avait aidées qu'un peu. Très peu ont indiqué en avoir eu assez de la musique (5 %) ou des écouteurs (15 %).

Conclusion

Toutes ces études ont mis en évidence que la musique permettait de réduire non seulement la sensation de douleur ressentie mais également l'anxiété et la détresse émotionnelle qui l'accompagnent (Mitchell et McDonald, 2006). Écouter de la musique semble donc un moyen peu onéreux, sans danger et facile à mettre en place pour réduire la douleur (McCaffery, 1992). Donc n'hésitez pas : quand vous avez mal, écoutez votre CD préféré !

27 Pourquoi avez-vous moins mal si vous hurlez des gros mots lorsque vous écrasez votre doigt avec un marteau ?

Effet des jurons sur la perception de la douleur

Il nous est déjà arrivé à tous de jurer lorsque nous sommes énervés face à une situation désagréable, contrariante, imprévue ou encore douloureuse : lorsque vous ratez le clou et que le marteau écrase votre doigt, lorsque vous vous cognez au coin d'un meuble, etc. C'est une réaction assez spontanée pour beaucoup d'entre nous, mais qui reste mal vue. Ne dit-on pas à nos enfants : « Il ne faut pas dire de gros mots » ? De plus, jurer est généralement considéré comme une réaction inadaptée à la douleur. Et pourtant, certaines études ont montré que le fait de jurer pouvait réduire la sensation de douleur et augmenter le seuil de tolérance.

Ainsi, Stephens *et al.* (2009) ont réalisé une expérience dans le but de vérifier si jurer était une réaction spontanée mais inadaptée à la douleur ressentie : selon eux, le fait de proférer un juron devrait diminuer le seuil de tolérance à la douleur et augmenter son intensité.

Leur étude a porté sur 67 étudiants (38 hommes et 29 femmes), âgés en moyenne de 21 ans. Ceux-ci devaient réaliser plusieurs fois de suite une tâche d'eau glacée, c'est-à-dire plonger leur main non dominante dans une eau glacée et l'y maintenir le plus longtemps possible, tout en répétant soit un juron soit un mot neutre. Afin de déterminer les deux mots que chaque étudiant répéterait pendant l'expérience, chacun devait indiquer aux chercheurs les 5 mots qu'il prononçait en général en se frappant le doigt avec un marteau : le premier juron cité était retenu. Le même principe a été utilisé pour définir le mot neutre : chaque étudiant devait donner cinq mots décrivant une table, les chercheurs retenaient ensuite celui de la liste dont la position correspondait à celle du juron retenu.

Les chercheurs ont alors mesuré plusieurs indicateurs :

- le seuil de tolérance à la douleur, c'est-à-dire la durée (en secondes) entre le moment où le sujet plongeait sa main dans l'eau glacée et le moment où il la retirait ;
- l'intensité de la douleur ressentie, mesurée au moyen d'une l'échelle de douleur perçue ;
- le rythme cardiaque (une première mesure était réalisée au repos, avant le début de l'expérience).

Contrairement à ce que pensaient les chercheurs, les résultats font apparaître un effet bénéfique des jurons sur la perception de la douleur. Ainsi, les sujets parviennent à maintenir leur main dans l'eau glacée significativement plus longtemps lorsqu'ils verbalisent un juron qu'un mot neutre (figure 5.5).

De plus, les sujets déclarent ressentir significativement moins de douleur lorsqu'ils lancent un juron que lorsqu'ils répètent un mot neutre (figure 5.6).

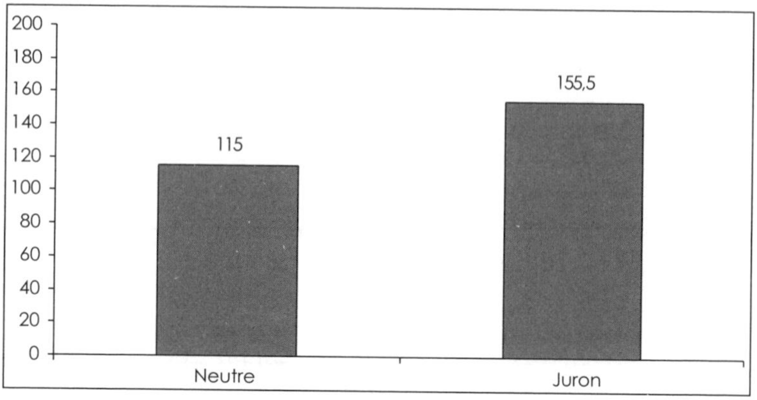

Figure 5.5 – *Seuil de tolérance (en secondes).*

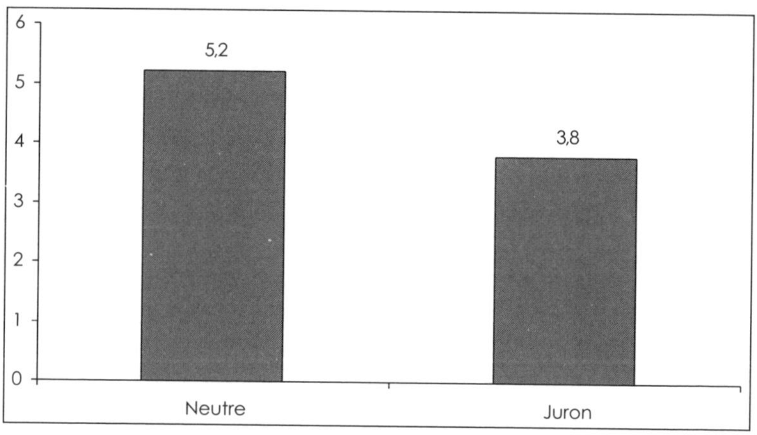

Figure 5.6 – *Intensité de la douleur ressentie.*

Cette étude met donc bien en évidence que le fait de proférer un juron puisse avoir un effet antidouleur. Et même si cette étude s'est déroulée en laboratoire, dans le cadre d'une douleur provoquée pour les besoins de l'expérience, on peut tout de même penser que le même effet apparaît en situation réelle. Alors la prochaine fois que vous vous cognerez dans un meuble, n'hésitez pas à jurer, même si c'est mal vu par votre entourage : vous pourrez toujours leur expliquer que c'est un antidouleur naturel !

28 Saviez-vous que vous aurez moins mal si quelqu'un vous écrase le pied par accident que s'il le fait volontairement ?

Effet de l'intention sur la perception de la douleur

Lorsque quelqu'un vous fait mal volontairement, vous ressentez une douleur plus intense que s'il le fait accidentellement. Même si les caractéristiques physiques de ce geste sont les mêmes dans les deux cas, il semblerait que les aspects psychologiques de la situation modulent votre perception de la douleur. En effet, une blessure intentionnelle a pour but explicite de causer une douleur, ce qui aurait pour effet d'augmenter la douleur que vous ressentez.

Deux chercheurs de l'université de Harvard (Gray et Wegner, 2008) ont imaginé un dispositif expérimental afin de vérifier si une douleur perçue comme infligée intentionnellement est plus intense qu'une douleur non intentionnelle. Leur étude a porté sur 43 sujets. Ceux-ci devaient réaliser différentes tâches sur ordinateur, comme par exemple un test d'assortiment de couleurs ou d'estimation de chiffres. Parmi toutes ces tâches, une évaluation du niveau d'inconfort était proposée. Il s'agissait alors d'administrer pendant 1 ms sur le poignet des sujets des chocs électriques dont l'intensité variait entre 40 V à 75 V, ce qui est supposé être très inconfortable. Les sujets devaient alors évaluer l'inconfort ressenti sur une échelle en 7 points, allant de 1 (pas du tout inconfortable) à 7 (très inconfortable). Avant de commencer l'expérience à proprement parler, chaque sujet devait évaluer le niveau d'inconfort engendré par le choc électrique, ceci afin d'obtenir une valeur de référence.

Une fois arrivé au laboratoire, chaque sujet rencontrait la personne qui lui servirait de partenaire pour l'expérience. Il s'agissait en fait d'un compère des expérimentateurs.

Pour chaque essai expérimental, le sujet voyait apparaître sur l'écran deux tâches, mais c'est le compère installé dans la pièce voisine qui décidait laquelle des deux il allait devoir réaliser. Ce choix apparaissait sur l'écran : le sujet en était donc informé. Ce sont les essais pour lesquels les chocs électriques faisaient partie du choix qui intéressait les chercheurs. Ils ont alors distingué deux conditions :

- condition « intentionnelle » : le compère choisissait la tâche d'évaluation de l'inconfort à chaque fois qu'elle apparaissait ;
- condition « non intentionnelle » : le compère ne choisissait pas la tâche d'évaluation de l'inconfort. Mais dans cette condition, on précisait au sujet qu'à la suite d'un problème technique, il devrait réaliser la tâche que le compère ne choisissait pas.

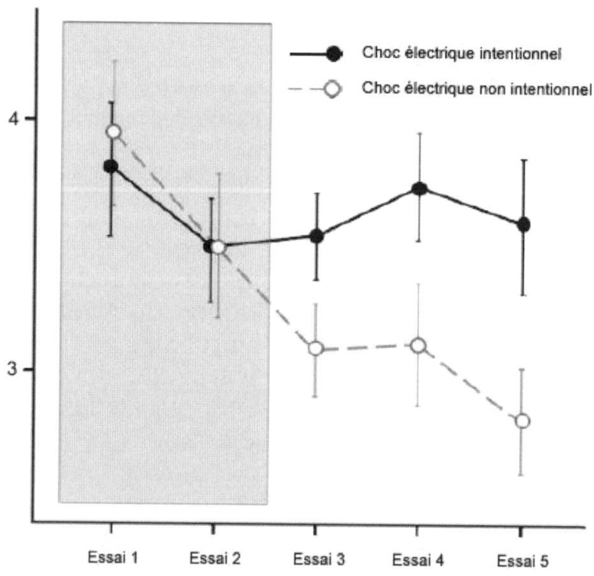

Figure 5.7 – *Intensité de la douleur selon qu'elle est perçue comme intentionnelle ou non.*

Après deux essais « neutres » permettant de se familiariser avec le dispositif, les sujets réalisaient ensuite les trois essais expérimentaux. Les résultats (figure 5.7) indiquent que lors des trois essais expérimentaux, les sujets ont ressenti significativement plus de douleur lorsque les chocs électriques étaient infligés intentionnellement par le compère que dans la condition où ceux-ci résultaient d'une erreur, c'est-à-dire qu'ils n'étaient pas intentionnels.

De plus, on constate que le niveau de douleur ressentie a tendance à diminuer progressivement lorsqu'elle n'est pas intentionnelle, ce qui confirme d'autres résultats ayant mis en évidence que l'on s'habitue à la douleur. En revanche, lorsque la douleur est infligée intentionnellement, sa perception ne diminue pas, ce qui tend à suggérer que dans cette condition, les sujets ne s'y habituent pas et la ressentent à chaque fois comme une douleur nouvelle.

Conclusion

Cette expérience confirme que la sensation de douleur ne résulte pas uniquement de stimulations physiques désagréables, mais prend également en compte le contexte psychologique dans lequel elle apparaît. Ainsi, une douleur infligée de façon intentionnelle sera ressentie comme plus intense que cette même douleur infligée accidentellement. De plus, elle souligne qu'avec le temps, on peut s'habituer à une douleur non intentionnelle et la percevoir comme moins intense, ce qui est par exemple le cas de certaines douleurs chroniques. En revanche, lorsque cette même douleur résulte d'une intention de vous blesser volontairement, vous aurez toujours aussi mal.

29 Pourquoi ça vous fait mal lorsque vous voyez quelqu'un se blesser ?

Douleur vicariante

Ne vous est-il jamais arrivé de détourner le regard en voyant quelqu'un se blesser ? Ou encore de fermer les yeux pendant une scène sanglante de film d'horreur où quelqu'un se fait découper à la tronçonneuse ? Beaucoup de gens ont en effet du mal à regarder les autres souffrir. Voir quelqu'un se blesser peut entraîner une réaction émotionnelle d'empathie et de souffrance. Mais certaines études ont montré que ces situations pouvaient également provoquer une sensation physique de douleur chez certaines personnes.

Osborn *et al.* (2010) ont ainsi fait l'hypothèse que des personnes normales pouvaient ressentir une douleur simplement en observant les blessures ou la douleur d'autres personnes. Ils ont pour cela réalisé deux études complémentaires.

Leur première étude a porté sur 108 sujets (27 hommes et 81 femmes) sans trouble psychiatrique. Chaque sujet était invité à regarder 7 images et 3 clips vidéo sur un ordinateur. Les images comprenaient des photos de blessures et de chutes de sportifs (athlète qui se casse une jambe, chute de cycliste, etc.), ainsi que des photos de blessures des membres (luxation, déboîtement, etc.). Quant aux vidéos, il s'agissait d'une injection dans la main, d'un joueur de tennis qui se retourne la cheville et d'un footballeur qui se casse une jambe.

Après chacune, les sujets devaient indiquer s'ils avaient ressenti ou non une sensation douloureuse. Si oui, chacun était invité à remplir deux échelles de douleur :

- une échelle visuelle de 10 cm sur laquelle il devait indiquer l'intensité de la douleur ressentie, de 0 (aucune douleur) à 10 (la pire douleur imaginable) ;

- le McGill Pain questionnaire, qui comprend 15 descripteurs de la douleur, ainsi qu'un corps humain de face et de dos sur lequel il devait indiquer la localisation ainsi que l'intensité de la douleur ressentie.

Les sujets devaient également indiquer dans quelle mesure ces images étaient déplaisantes et leur évoquaient dégoût, tristesse ou peur. Enfin, les chercheurs mesuraient leur niveau d'empathie à l'égard de la personne qui se blessait sur l'image ou la vidéo.

Leurs résultats indiquent que parmi les 108 sujets, 31 ont déclaré ressentir une douleur pour au moins une des 10 images ou vidéos. Et tous ont localisé cette douleur au même endroit que la blessure observée sur l'image. Ils ont décrit leur douleur comme très brève (quelques secondes).

C'est l'image de l'athlète qui se casse une jambe qui a engendré la proportion la plus importante de sujets ayant ressenti une douleur, et qui a provoqué les douleurs les plus intenses. À l'inverse, c'est l'image du cycliste qui fait une chute de vélo qui a engendré la douleur la moins intense et la moins fréquente.

Les chercheurs ont également observé que l'intensité de la douleur ressentie n'était pas corrélée avec le niveau d'empathie, l'âge ou le sexe des sujets. De plus, ils n'ont constaté aucun lien avec le dégoût, la peur, la tristesse ou le caractère déplaisant des images. Enfin, beaucoup de sujets leur ont avoué ne pas pouvoir regarder de films ou documents contenant des images ou des scènes douloureuses, car à chaque fois ces scènes s'accompagnent pour eux de sensations douloureuses.

Pour leur seconde étude, les chercheurs ont proposé à 20 sujets de réaliser une IRM fonctionnelle : 10 d'entre eux avaient ressenti une sensation de douleur à la vue des images proposées (sujets vicariants) et 10 n'en avaient pas ressenti (sujets non vicariants). Les sujets de ces deux groupes ont été appareillés selon leur niveau d'empathie.

Pendant le recueil des données de l'IRM fonctionnelle, les sujets regardaient une série de 28 images comprenant : 7 images de personnes qui se blessent ou ont mal, 7 images brouillées de personnes qui se blessent ou ont mal, 7 images ayant un contenu émotionnel et 7 images neutres, sans contenu émotionnel. Après chaque image, les sujets ont évalué la douleur qu'ils avaient ressentie ainsi que le caractère déplaisant de ces images.

Les résultats montrent une activité plus importante du cerveau dans les zones gérant la douleur pour les sujets qui déclarent ressentir une douleur face à des images de blessure que pour ceux qui n'en ressentent pas : des images de blessures activent donc les zones du cerveau impliquées dans les émotions. Mais, les chercheurs ont également observé des activités cérébrales dans les aires sensorielles du cerveau, c'est-à-dire celles associées à la sensation physique de douleur, chez les sujets vicariants mais pas chez les non-vicariants : les sujets vicariants ressentent donc une réelle sensation physique de douleur à la vue d'images de blessures.

Conclusion

Cette expérience a permis de montrer que certaines personnes peuvent ressentir une douleur physique réelle lorsqu'elles voient quelqu'un d'autre se blesser.

Alors, si un ami vous dit « Oh ! J'ai mal pour toi ! », ce n'est peut-être pas simplement une expression qui lui permet de vous témoigner empathie et soutien. Il se peut que votre ami fasse partie des gens qui ressentent réellement une sensation de douleur face à la blessure d'autrui et qu'il souffre vraiment avec vous.

6 Effet placebo

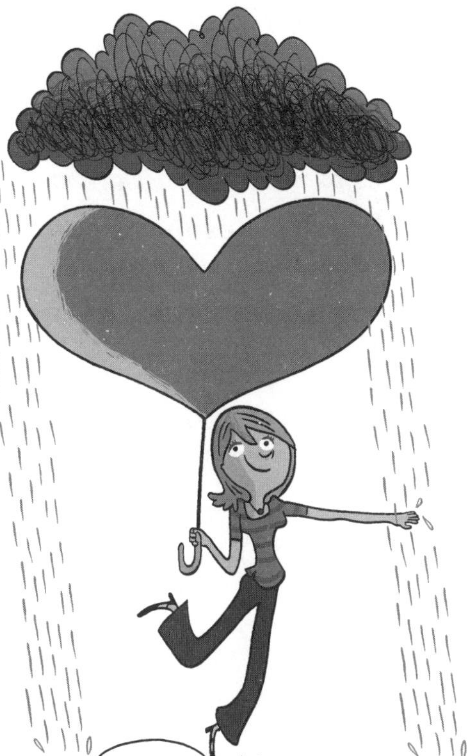

Sommaire

30 Pourquoi un sirop de grenadine est-il aussi efficace contre les maux de tête qu'un cachet d'aspirine ?

Effet placebo

Vous avez sûrement déjà entendu parler de l'effet placebo. Il s'agit en fait de l'action thérapeutique d'une substance totalement dépourvue de principe actif, c'est-à-dire qu'elle est censée ne produire aucun effet. Mais comme les patients ne savent pas qu'il s'agit d'un placebo, ils peuvent ressentir le même effet positif que celui d'un vrai médicament, c'est-à-dire un soulagement réel de leurs symptômes alors même que le produit ne contenait aucune substance pharmacologique.

De nombreuses recherches menées en médecine et en psychologie ont ainsi mis en évidence l'impact d'un placebo sur le soulagement de différents symptômes, tant sur des personnes en bonne santé que sur des malades. La plupart de ces recherches se sont intéressées à l'effet placebo dans la perception de la douleur.

Par exemple, Montgomery et Kirsch (1996) ont réalisé une étude sur 56 étudiants (24 hommes et 32 femmes) âgés de 18 à 23 ans et en bonne santé. Leur but était de déterminer si un placebo pouvait avoir des effets anesthésiques et ainsi engendrer une diminution localisée de la douleur.

Ils ont indiqué à leurs sujets que la recherche avait pour but de tester un nouvel anesthésique local visant à réduire la douleur, mais il s'agissait en fait d'un placebo sans aucun principe actif et ne pouvant donc pas engendrer d'anesthésie. Il leur était également précisé que ce produit avait déjà été testé de façon concluante dans d'autres universités. La douleur était ici provoquée à l'aide d'un dispositif expérimental qui écrasait les index des sujets à l'aide d'un poids de 900 g. Chaque sujet présentait donc ses deux index à l'expérimentateur afin que celui-ci applique le placebo sur l'un des deux (condition « placebo »), sur l'autre doigt n'était appliqué aucun produit (condition « sans placebo »). Afin de vérifier l'effet antidouleur du produit appliqué, chaque sujet recevait la stimulation douloureuse sur ses deux index pendant une minute : pour la moitié des sujets, les stimulations étaient simultanées, c'est-à-dire que le poids appuyait sur ses deux index en même temps ; pour l'autre moitié, elles étaient consécutives, c'est-à-dire que le poids appuyait d'abord sur le premier index puis sur l'autre. Tout de suite après, les sujets étaient invités à compléter un questionnaire visant à évaluer la douleur ressentie sur chacun de leurs index : ils devaient notamment évaluer, sur une échelle de 0 à 10, l'intensité de leur douleur ainsi que le caractère désagréable de ces stimulations.

Les résultats indiquent que, tant dans le cas de stimulations consécutives que dans celui de stimulations simultanées, les sujets ont déclaré ressentir une douleur moins intense (figure 6.1) ainsi qu'une sensation moins désagréable sur l'index où avait été appliqué le placebo que sur celui sans placebo.

Les auteurs ont tenu à distinguer les conditions « stimulations consécutives » et « stimulations simultanées » afin de savoir si l'effet placebo pouvait plutôt être attribué à un mécanisme global ou un mécanisme spécifique. Un mécanisme global implique qu'en présence d'un placebo, on observe un changement global de la sensibilité du corps ; tandis qu'un mécanisme spécifique implique que le placebo n'entraîne des changements de sensibilité que dans une partie spécifique du corps. Dans la mesure où l'on observe un effet placebo dans la condition « stimulations simultanées », c'est-à-dire que les sujets ressentent une douleur moins intense sur l'index où a été appliqué le placebo que sur celui sans placebo, les auteurs concluent en faveur d'un effet spécifique.

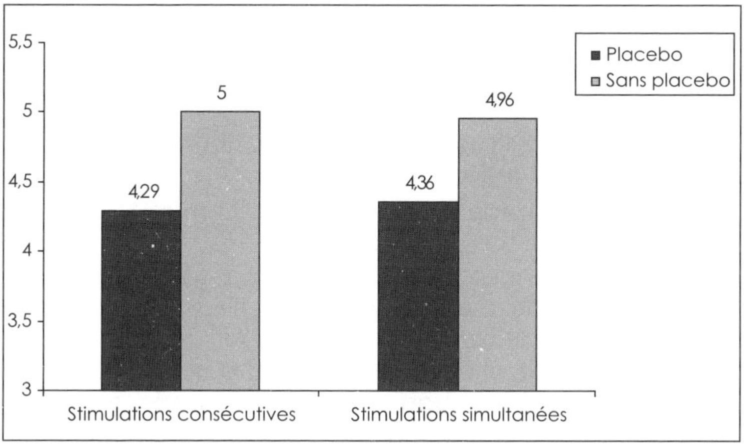

Figure 6.1 – *Intensité de la douleur perçue par les sujets.*

Cette recherche a permis de montrer qu'un placebo peut engendrer une diminution de la douleur, et que cet effet peut être localisé à la zone traitée. D'autres recherches ont également pu mettre en évidence le même type d'impact sur d'autres symptômes, comme par exemple le stress, les insomnies ou les migraines. Mais l'existence d'un effet placebo a également été mise en évidence en chirurgie sur les fonctions motrices des patients.

Moseley *et al.* (2002) ont réalisé une étude dans le but de vérifier l'efficacité réelle d'une arthroscopie dans le traitement de l'ostéoarthrite du genou. Pour cela, ils ont informé les 180 patients ayant accepté de participer à leur étude qu'ils seraient affectés à l'un des trois groupes suivants :

- un premier groupe subirait une arthroscopie avec lavage articulaire ;
- un deuxième groupe subirait une arthroscopie avec débridement ;
- un troisième groupe subirait une arthroscopie placebo.

Dans le cas d'une chirurgie placebo, le chirurgien simulait l'opération afin que le patient ne se doute de rien : il réalisait les incisions de la peau et manipulait le genou comme s'il pratiquait réellement l'intervention.

Tous les patients présentaient une ostéoarthrite sévère avec des douleurs persistantes malgré un traitement de plus de 6 mois, et n'avaient pas subi d'arthroscopie les deux années précédant l'étude.

Les patients ont été suivis pendant 24 mois après leur opération afin de mesurer l'évolution de leur douleur et de leurs capacités fonctionnelles motrices. La douleur était évaluée au moyen de plusieurs échelles médicales. Les capacités motrices étaient quant à elles évaluées d'une part par une autoévaluation des patients et d'autre part au moyen de deux tests physiques qui étaient des mesures objectives : un test de marche, qui consistait à chronométrer le temps mis pour parcourir 30 m, et un test de montée d'escalier, consistant à chronométrer le temps mis pour monter et descendre une volée d'escaliers le plus rapidement possible. Tous ces indicateurs ont été mesurés avant l'opération, puis à sept reprises après l'opération : après 2 et 6 semaines ainsi qu'après 3, 6, 12, 18 et 24 mois. De plus, les chercheurs demandaient à chaque fois aux patients de deviner dans quel groupe ils avaient été affectés : deux semaines après l'opération, seulement 13,8 % des patients ayant subi une chirurgie placebo pensaient appartenir à ce groupe, alors que 13,2 % des patients ayant subi une arthroscopie réelle pensaient être dans le groupe placebo.

Les résultats obtenus sont particulièrement surprenants. Concernant l'amélioration de la douleur, les chercheurs n'ont observé aucune différence significative entre les trois groupes : les patients ayant subi une chirurgie placebo manifestent autant de soulagement que ceux ayant réellement subi l'intervention. Mais le plus intéressant concerne les capacités motrices car, là aussi, les patients ayant subi une arthroscopie ne présentent pas plus d'amélioration fonctionnelle que ceux ayant subi la chirurgie placebo. C'est même plutôt l'inverse sur le long terme : lors des deux tests physiques (test de marche et test des escaliers), les patients ayant subi une chirurgie placebo obtiennent lors des 7 évaluations postopératoires des scores toujours inférieurs à leur score initial d'avant l'opération, ce qui témoigne d'une amélioration de leurs capacités. En revanche, si on observe également une amélioration pour les patients ayant subi une arthroscopie réelle, avec lavage articulaire ou débridement, après 6 semaines, 3 et 6 mois, leurs capacités fonctionnelles se dégradent après 1 an, c'est-à-dire qu'ils obtiennent aux tests physiques à 12, 18 et 24 mois des scores supérieurs à leur score initial.

Conclusion

Comme vous avez pu le constater, un placebo peut avoir des effets importants et bien réels sur la santé des patients. Mais alors, comment ça fonctionne ? Il existe différentes approches permettant d'expliquer le fonctionnement de l'effet placebo. Certaines considèrent qu'il pourrait résulter de mécanismes psychologiques, que nous ne détaillerons pas ici, tels que les attentes envers un traitement, la réduction de l'anxiété, les croyances ou encore le conditionnement et l'apprentissage. D'autres estiment qu'il résulterait de mécanismes neurobiologiques. Plusieurs études ont ainsi montré que les effets analgésiques d'un placebo étaient liés aux mécanismes neurologiques de traitement de la douleur. Grâce aux techniques d'imagerie médicale telles que l'IRM (imagerie à résonance magnétique) ou la TEP (tomographie par émission de positrons), des études ont pu mettre en évidence qu'un placebo modifiait, au même titre qu'un opioïde, les activités cérébrales dans les régions du cerveau impliquées dans la gestion de la douleur (Petrovic *et al.*, 2002 ; Wager *et al.*, 2004).

Ces différentes approches apportent chacune un éclairage spécifique sur la complexité des processus impliqués dans l'apparition d'un effet placebo. Celui-ci semble en effet résulter d'un ensemble de facteurs à la fois neurobiochimiques et psychologiques.

31 Un médicament générique est-il moins efficace que l'original ?

Marque et effet placebo

Lorsque votre médecin vous prescrit un traitement, votre pharmacien vous propose la plupart du temps le choix entre le médicament original ou un médicament générique équivalent. Si leurs principes actifs sont exactement les mêmes, il s'avère que beaucoup préfèrent encore le médicament original de marque car ils estiment que ce dernier est plus efficace. Mais est-ce vraiment le cas ? D'un point de vue purement chimique et médical, non, ils sont composés de la même molécule active. Mais d'un point de vue psychologique, oui, la marque a en effet tendance à augmenter l'efficacité du médicament.

C'est ce qu'ont montré Branthwaite et Cooper (1981). Ils ont réalisé une étude portant sur 835 femmes habituées à prendre au moins une fois par mois un antidouleur pour soulager leurs maux de tête. Elles étaient réparties en 4 groupes (tableau 6.1), selon deux critères :

- le fait d'utiliser habituellement (n = 428 femmes) ou non (n = 407) la marque de médicament utilisée dans l'étude : il s'agissait ici de la marque d'aspirine la plus courante ;
- le fait de recevoir au cours de l'étude un antidouleur (n = 420) ou un placebo (n = 415) : ces deux types de

comprimés étaient identiques en tout point (forme, couleur, taille, poids).

Tableau 6.1 – *Répartition des sujets dans les groupes expérimentaux.*

	Placebo	Antidouleur
Médicament sans marque :		
- utilisatrices habituelles	102	110
- non-utilisatrices	107	105
Médicament de marque :		
- utilisatrices habituelles	107	109
- non-utilisatrices	99	96

Chaque femme recevait donc un ensemble de comprimés qui étaient soit des antidouleur de marque, soit des antidouleur sans marque, soit des placebos de marque, soit des placebos sans marque. L'étude leur était présentée comme portant sur l'efficacité de différentes marques de comprimés contre les maux de tête. Ces femmes avaient toutes la même consigne, qui était de prendre 2 comprimés à chaque fois qu'elles auraient des maux de tête au cours des 2 semaines suivantes, puis de noter le nombre de comprimés absorbés ainsi que l'intensité de la céphalée. Elles devaient ensuite, au bout de 30 minutes puis d'une heure, indiquer leur niveau de soulagement sur une échelle en 6 points allant de « pire » à « tout à fait mieux ».

Les résultats ont montré qu'un placebo sans marque apportait un soulagement dans 73 % des cas, un placebo de marque dans 78 % des cas, tandis qu'un antidouleur sans marque apportait un soulagement dans 87 % des cas, et un antidouleur de marque dans 89 % des cas. Soulignons ici qu'un placebo, qu'il soit de marque ou non, apporte un soulagement dans plus de 70 % des cas, alors même qu'il ne renferme aucun principe actif.

Les auteurs ont ensuite calculé un score de soulagement à partir des réponses données par les sujets : celui-ci était compris entre « – 1 » (pire) et « 4 » (tout à fait mieux). Les résultats (tableau 6.2) ont montré en premier lieu que tous les comprimés apportaient en moyenne un soulagement de la douleur, que ce soit des antidouleurs ou des placebos, avec ou sans marque. Ils indiquent également que seuls les effets principaux des deux variables sont significatifs. Ainsi, les comprimés antidouleur apportent significativement plus de soulagement (2,59) que les placebos (1,98), indépendamment du fait qu'ils soient de marque ou non. De même, les comprimés de marque apportent significativement plus de soulagement (2,44) que les mêmes sans marque (2,13), indépendamment du fait qu'ils soient actifs ou placebo.

Tableau 6.2 – *Scores moyens de soulagement selon le groupe.*

	Placebo	Antidouleur	
Marque	2,18	2,7	2,44[c]
Sans marque	1,78	2,48	2,13[d]
	1,98[a]	2,59[b]	

Les lettres en exposant indiquent les différences significatives pour les effets principaux

Enfin, les auteurs ont comparé les femmes habituées à utiliser cette marque à celles qui, d'habitude, en prenaient une autre. Les résultats (figure 6.2) ont montré que pour les femmes ayant reçu un comprimé de marque, que ce soit un antidouleur ou un placebo, celles utilisant habituellement cette marque ressentaient un soulagement significativement plus important (2,51) que celles qui en utilisaient une autre (2,14).

On remarque également que parmi les femmes habituées à une marque, celles ayant reçu un antidouleur actif de cette marque ont ressenti un soulagement significativement plus important (2,77) que celles ayant pris le même comprimé sans marque (2,48). On retrouve ce même effet lorsqu'elles reçoivent un placebo : un placebo de leur marque habituelle apporte un soulagement significativement plus important (2,25) qu'un placebo sans marque (2,03). Les auteurs avancent ici une explication en termes d'attente : il est possible que cet effet soit dû à leur attente en l'efficacité du médicament, car elles savent qu'habituellement les comprimés de cette marque soulagent leur douleur.

Parmi les femmes n'utilisant pas habituellement cette marque, on constate que celles ayant reçu un placebo de marque présentent un soulagement significativement plus important que celles ayant reçu un placebo sans marque.

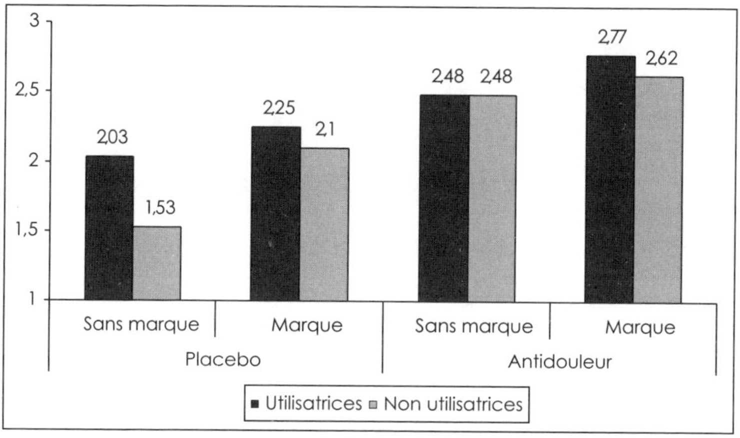

Figure 6.2 – *Scores moyens de soulagement selon le groupe.*

Cette étude a donc mis en évidence que le fait de savoir qu'un comprimé est de marque semble augmenter le soulagement des maux de tête, aussi bien dans le cas où les sujets prennent un antidouleur que dans celui où ils reçoivent un placebo. De plus, la présence d'une marque est aussi efficace pour les habituées de cette marque que pour les nouvelles utilisatrices, ce qui, selon les auteurs, pourrait être dû au fait qu'il s'agissait là de la marque la plus populaire.

Conclusion

Cette étude montre l'effet, relativement important, que la marque d'un médicament peut avoir sur son efficacité thérapeutique. Les individus estiment en général qu'un médicament de marque est plus efficace que son équivalent sans marque (le générique), et c'est bien ce qui peut se produire. Cependant, cet effet n'est pas dû aux propriétés chimiques du médicament, mais à des facteurs psychologiques liés à vos attentes envers ce médicament. Alors, la prochaine fois que votre pharmacien vous donne un générique, repensez à cette étude...

32 Est-il vrai que plus un médicament est cher, plus il est efficace ?

Prix et effet placebo

N'avez-vous jamais eu l'impression que si un médicament est cher, c'est qu'il doit être efficace ? Ou l'inverse : qu'un médicament beaucoup moins cher sera peut-être moins efficace ? Eh bien ce n'est pas qu'une impression. Des études ont effectivement montré que le prix d'un médicament pouvait avoir une influence sur son efficacité, même lorsque ce médicament n'était qu'un placebo !

Waber *et al.* (2008) ont ainsi cherché à déterminer si le prix des médicaments pouvait avoir un effet sur leur efficacité thérapeutique, partant du principe que le prix peut influencer les attentes des patients. Leur étude a porté sur 80 sujets (29 hommes et 51 femmes) en bonne santé. Ceux-ci étaient informés que l'étude portait sur un nouvel analgésique. En fait, tous les sujets recevaient le même comprimé, qui n'était qu'un placebo. Les chercheurs indiquaient à la moitié des sujets que ce médicament avait un prix normal (2,50 $ la pilule), et à l'autre moitié qu'il avait un prix réduit (0,10 $ la pilule). Afin de tester l'effet antidouleur de ces comprimés, les chercheurs ont infligé aux sujets des chocs électriques sur le poignet, allant de 0 V jusqu'à leur seuil de tolérance, en augmentant progressivement de 2,5 V à chaque choc. Ces chocs étaient administrés deux fois : une première fois sans comprimé, et une seconde fois après avoir pris le comprimé placebo. Les sujets devaient alors indiquer pour chaque choc reçu l'intensité de la douleur qu'ils ressentaient sur une échelle visuelle de 100 mm. Le score obtenu après avoir pris le placebo était ensuite soustrait du score initial, puis une moyenne de cet écart était calculée pour chaque sujet. Ce score final indiquait alors le changement de perception de l'intensité de la douleur après la prise d'un placebo.

Au cours de cette recherche, les sujets ont reçu en moyenne 18,4 chocs électriques chacun, le choc maximum administré variant selon les sujets de 25 V à 80 V pour une moyenne de 53,4 V. Les résultats indiquent tout d'abord que la majorité des sujets (73 %) ont déclaré ressentir une douleur moins intense après avoir pris le comprimé. Rappelons ici qu'il s'agissait dans tous les cas d'un placebo, c'est-à-dire que 73 % des sujets ont déclaré avoir eu moins mal après avoir avalé un comprimé qu'ils croyaient être un antidouleur mais qui n'avait en réalité aucun effet ! Mais on constate (figure 6.3) une différence significative entre les deux groupes : parmi les sujets ayant reçu un comprimé à prix normal, 85,4 % ont déclaré que leur douleur avait diminué, alors qu'ils n'étaient plus que 61 % parmi ceux ayant reçu un comprimé à prix réduit. Les chercheurs ont observé les mêmes effets significatifs lorsqu'ils se

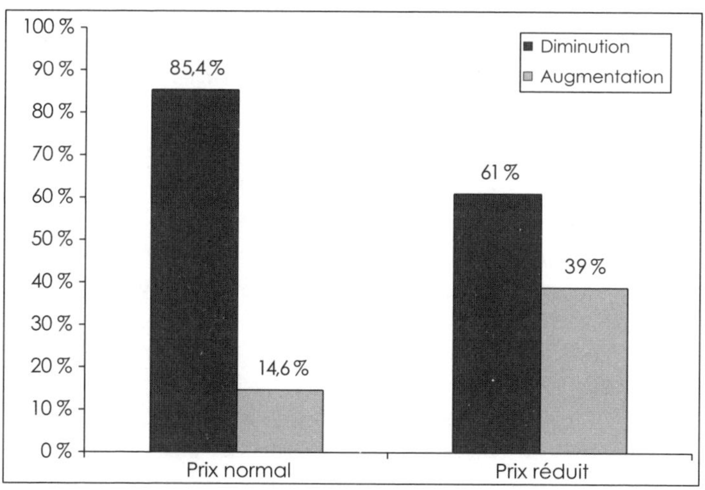

Figure 6.3 – *Changement de perception de la douleur selon le prix du comprimé.*

sont intéressés uniquement à la moitié des chocs les plus intenses.

De plus, les résultats de la figure 6.4 indiquent la différence (après – avant placebo) moyenne des scores de douleur obtenus après chaque choc électrique.

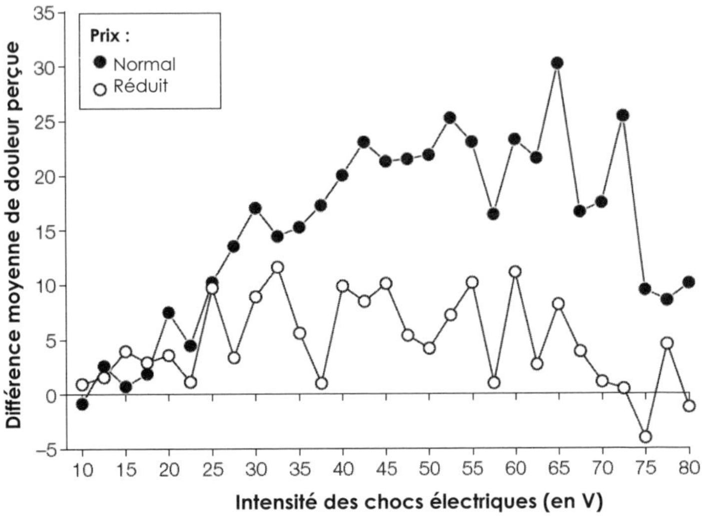

Figure 6.4 – *Scores moyens de changement de la douleur ressenti selon le prix du comprimé.*

On constate tout d'abord que la diminution de la douleur ressentie est significativement plus importante pour les sujets ayant reçu un placebo à prix normal que pour ceux ayant reçu un placebo à prix réduit : cet effet est observé pour les chocs d'intensité 27,5 V, 30 V, de 35 V à 75 V, et 80 V. De plus, les scores obtenus sont quasiment tous positifs, c'est-à-dire que les sujets ressentent en moyenne une diminution de la douleur, hormis pour les chocs d'intensité 75 V et 80 V, où les sujets ayant reçu un placebo à prix réduit déclarent ressentir une augmentation de leur niveau de douleur.

Cette recherche met donc en évidence l'impact que le prix d'un médicament peut avoir sur les effets thérapeutiques qu'il est censé produire. Pour Waber *et al.* (2008), cet effet pourrait en partie expliquer pourquoi certains patients indiquent qu'un médicament générique, qui est moins cher, est moins efficace que l'original de marque qu'ils prennent habituellement. En effet, on estime généralement que plus un produit est cher, plus il sera efficace. Et c'est effectivement l'effet observé ici.

D'autres études menées dans le domaine du marketing ont par ailleurs montré que la plupart des gens considèrent que le prix est un indicateur de qualité, tant pour des objets de la vie quotidienne que dans le domaine de la santé : ils pensent que plus le produit est cher, meilleure est sa qualité (Rao et Monroe, 1989).

Woodside (1974) avait déjà montré que le prix pouvait influencer la perception de la qualité d'un produit. Pour ce faire, il a réalisé une étude auprès de 72 ouvriers du domaine de la construction. Chacun devait évaluer individuellement une boîte repas chauffante, présentée comme un produit nouveau qui n'était pas encore commercialisé. Il s'agissait donc d'un type de produit familier, car ces ouvriers étaient habitués à en utiliser une pour leur repas quotidien. Cette boîte leur était présentée accompagnée d'un bref descriptif. Les sujets étaient répartis en 6 groupes de 12 sujets. Dans les 5 groupes expérimentaux, on présentait le produit avec un prix : 4 \$, 5 \$, 6 \$, 8 \$ ou 10 \$ (sachant que le prix dans le commerce était de 4,99 \$). Quant aux sujets du groupe contrôle, ils ne recevaient aucune indication de prix.

Après avoir vu le produit, ils devaient réaliser deux tâches. La première était de choisir parmi 12 mots proposés (6 à connotation positive et 6 à connotation négative) les 3 qui décrivaient le mieux le produit. Les résultats (figure 6.5) indiquent que plus le prix est élevé, plus le pourcentage d'avis favorables est fort.

La seconde tâche des sujets était d'estimer la qualité du produit sur une échelle en 11 points. Là encore, le même effet a été observé : plus le produit était cher, plus le score obtenu était élevé. Autrement dit, les sujets estiment que plus un produit est cher, meilleure est sa qualité.

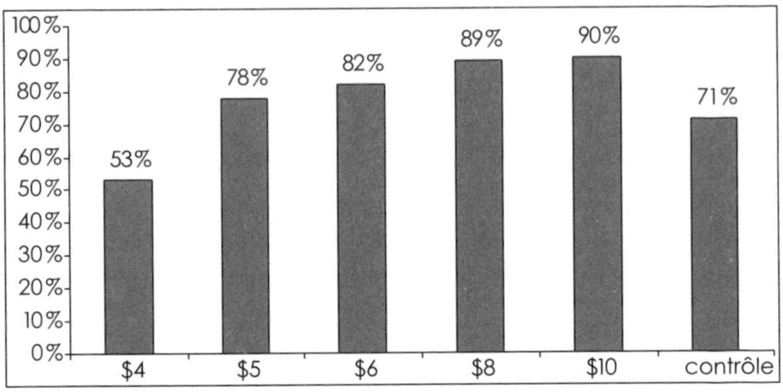

Figure 6.5 – *Pourcentage d'avis favorables selon le prix du produit.*

Conclusion

Ces différentes recherches montrent que le prix d'un médicament, et plus largement d'un produit, influence la perception que nous avons de sa qualité et de son efficacité. En d'autres termes, plus le médicament que vous achetez sera cher, plus vous vous attendrez à ce qu'il soit efficace. Et c'est ce qui fait qu'il sera effectivement plus efficace, même si ce n'est qu'un simple placebo sans principe actif !

33 Pourquoi les médicaments ne sont-ils pas tous de la même couleur ?

Couleur du médicament et effet placebo

Vous avez sûrement déjà remarqué que tous les médicaments ne sont pas blancs, et que certains sont colorés.

Ces différentes couleurs permettent d'une part de mieux les distinguer entre eux, ce qui s'avère particulièrement utile pour les patients qui suivent un traitement impliquant la prise de plusieurs médicaments au cours de la journée, mais la couleur peut également influencer la perception que vous avez de leur effet.

> De Craen *et al.* (1996) ont réalisé une synthèse de différentes recherches menées sur la couleur des médicaments. Selon eux, les attentes des patients quant aux effets d'un médicament sont différentes selon sa couleur. Ils ont ainsi pu mettre en évidence que l'action supposée d'un médicament dépend de sa couleur : les couleurs jaune, orange et rouge sont généralement associées à des effets stimulants, alors que les couleurs bleu et vert sont plutôt associées à des effets tranquillisants. De plus, ils ont constaté que les patients se faisaient une représentation du site d'action selon la couleur du médicament : la couleur blanche est plutôt associée à un effet général, le rouge à un médicament visant le système cardiovasculaire ou lymphatique, et les couleurs beige et marron à des traitements pour la peau.

Chaque couleur semble donc avoir une signification particulière dans l'esprit des gens : dans la vie quotidienne, on associe généralement les couleurs chaudes à la vitalité et à l'énergie, alors que les couleurs froides sont plutôt associées au calme et à la tranquillité. Il en est de même dans le domaine de la santé : la couleur d'un médicament influence la perception que les patients ont de son effet.

Mais saviez-vous que la couleur d'un médicament peut également influencer son efficacité thérapeutique ? Bien que peu d'études aient exploré cette question, il en existe qui ont mis en évidence un impact de la couleur des médicaments sur leur efficacité perçue par les patients.

Blackwell *et al.* (1972) ont réalisé une étude sur 56 étudiants en médecine. Ils leur ont indiqué qu'ils allaient recevoir un comprimé qui était soit un sédatif, soit un stimulant. En fait, ils recevaient tous un placebo, mais une partie avait un comprimé bleu et l'autre un comprimé rose. Leurs résultats ont montré que les étudiants ayant pris un comprimé bleu se déclaraient moins vifs (66 %) et plus somnolents (72 %) que ceux ayant pris un comprimé rose (respectivement 26 % et 37 %).

Cette étude a mis en évidence que la couleur d'un comprimé peut induire un effet sur les sujets, alors même qu'il ne s'agit que d'un placebo sans aucun principe actif. D'autres recherches ont été menées sur le même thème auprès de patients hospitalisés.

Ainsi, Lucchelli *et al.* (1978) ont réalisé une étude sur 96 patients devant subir une chirurgie de confort. La première nuit, chaque patient a reçu soit un hypnotique, soit un placebo. Pour une partie d'entre eux, ce médicament était bleu et pour les autres, il était orange. La seconde nuit, les patients ont reçu un comprimé de même couleur que celui de la veille, mais ceux qui avaient eu un hypnotique ont reçu un placebo, et inversement ceux qui avaient reçu un placebo ont eu un hypnotique. Les résultats ont montré que les patients ayant reçu une gélule bleue se sont endormis significativement plus rapidement (103 mn) que ceux l'ayant reçue colorée en orange (135 mn). De plus, ils ont dormi significativement plus longtemps (379 mn) que les patients ayant eu un médicament orange (346 mn).

Enfin, d'autres recherches se sont intéressées aux effets de la couleur des médicaments auprès de patients souffrant de douleurs chroniques.

Huskisson (1974) a réalisé une étude auprès de 22 patients souffrant de polyarthrite rhumatoïde. Ces patients présentaient tous des douleurs sévères nécessitant la prise quotidienne d'analgésiques. Le but de cette recherche était de comparer l'efficacité de 4 traitements différents (3 analgésiques actifs et 1 placebo) pour soulager la douleur. Ces traitements étaient donnés sous forme de comprimés solubles, tous identiques par leur taille et leur forme. Chacun de ces 4 médicaments était décliné dans 4 couleurs différentes : rouge, bleu, vert et jaune. Après avoir pris leur médicament, les patients devaient indiquer toutes les heures pendant 6 heures dans quelle mesure leur douleur était soulagée : pas du tout, un peu, moyennement ou complètement. Les résultats indiquent tout d'abord que le soulagement de la douleur a été significativement plus important lorsque les patients avaient pris l'un des 3 analgésiques actifs qu'après la prise d'un placebo bleu, vert ou jaune. Aucune différence significative n'a été constatée entre les 3 analgésiques testés : les patients ont ressenti un soulagement équivalent. Pour les trois analgésiques actifs, la couleur dans laquelle ils étaient présentés n'a eu aucun effet sur leur efficacité. En revanche, lorsqu'il s'agissait d'un placebo, la couleur du comprimé a influencé son efficacité thérapeutique. Les résultats font apparaître une différence significative entre les 4 couleurs testées : ce sont les comprimés de couleur rouge qui ont engendré le soulagement le plus important, puis les bleus, les verts et enfin les jaunes. Mais il est surtout intéressant de souligner que les scores obtenus avec un placebo rouge ont été équivalents à ceux des analgésiques. Autrement dit, un placebo de couleur rouge était aussi efficace qu'un analgésique actif pour soulager la douleur.

Conclusion

La couleur d'un médicament entraîne chez les patients des attentes quant à son effet thérapeutique : un comprimé jaune, orange ou rouge sera perçu comme stimulant, tandis qu'un comprimé bleu sera perçu comme tranquillisant. Ce sont ces attentes spécifiques qui permettent de renforcer l'efficacité d'un médicament, ou même de produire un effet thérapeutique lorsqu'il ne s'agit que d'un placebo !

34 Vous êtes plutôt gélules ou comprimés ?

Forme du médicament et effet placebo

Au cours de votre vie, vous avez peut-être déjà été malade et votre médecin vous a prescrit un traitement. Vous avez pu constater que les médicaments que vous deviez prendre ne se présentaient pas tous sous la même forme. Différentes recherches scientifiques ont ainsi essayé de connaître l'influence de la forme d'un médicament sur ses effets thérapeutiques.

Une étude de Hussain et Ahad (1970) a cherché à mettre en évidence le rôle que pouvait avoir la forme du médicament sur l'efficacité du traitement de l'anxiété. Ils ont prescrit à 29 patients souffrant de troubles anxieux un traitement médicamenteux à prendre trois fois par jour pendant un mois. Ce traitement se présentait sous deux formes différentes, soit en comprimés soit en gélules, et chaque patient devait suivre le traitement sous ces deux formes pendant 15 jours. Un premier groupe de 15 patients a pris les gélules pendant les deux premières semaines, puis les comprimés les deux semaines suivantes (groupe « G puis C »). Le second groupe de 14 patients a reçu la prescription inverse : les comprimés les deux premières semaines et les gélules les deux suivantes (groupe « C puis G »). Les troubles anxieux étaient évalués au moyen de l'échelle de Hamilton à trois reprises : une première fois avant le début du traitement, une deuxième fois au bout des deux premières semaines de traitement, et une troisième fois après un mois de traitement.

Les résultats (figure 6.6) indiquent en premier lieu une amélioration des symptômes anxieux dans les deux groupes, après 2 et 4 semaines de traitement : les patients présentent des scores d'anxiété significativement plus faibles après le traitement qu'avant.

Ces résultats mettent également en évidence que les gélules entraînent une amélioration des symptômes significativement plus importante. On constate en effet que les patients ayant commencé leur traitement avec des gélules voient leur état se détériorer légèrement lorsqu'ils passent à des comprimés, tandis qu'on observe l'inverse dans l'autre groupe : les patients ayant commencé leur traitement avec des comprimés voient leur état continuer à s'améliorer lorsqu'ils passent aux gélules.

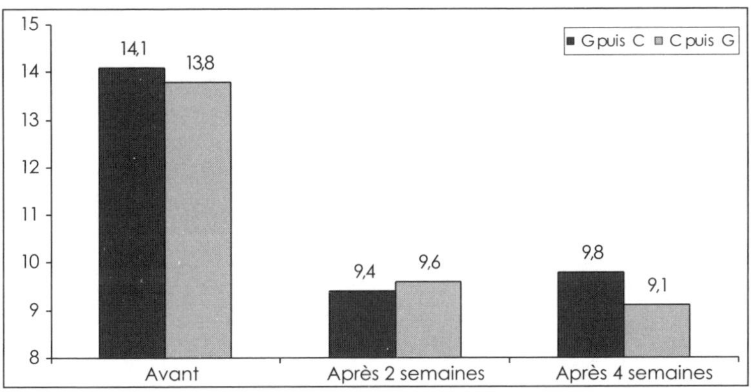

Figure 6.6 – *Scores moyens obtenus à l'échelle d'anxiété de Hamilton.*

Cette étude a permis de montrer que la forme du médicament pouvait avoir un impact sur son efficacité thérapeutique. Mais d'autres recherches ont cherché à connaître la façon dont nous nous représentons certains médicaments et quelle forme nous leur donnons.

Koteles *et al.* (2009) ont étudié la façon dont les individus se représentent la forme des médicaments selon leur visée thérapeutique. Pour cela, ils ont interrogé 109 étudiantes âgées de 18 à 25 ans, dont aucune ne suivait un cursus de médecine ou de pharmacie. Chaque participante recevait une feuille comprenant une liste de 19 effets thérapeutiques (stimulant, sédatif, antibiotique, diurétique, laxatif, etc.) ainsi que la photo de 20 médicaments. Ils étaient de 4 formes différentes (figure 6.7) : un comprimé rond petit, un comprimé rond moyen, un comprimé oblong, et une gélule. Chacune de ces 4 formes était proposée en 5 couleurs différentes : blanc, jaune, rouge, vert et bleu. Il était précisé aux sujets que les principes actifs de ces médicaments n'avaient pas d'intérêt pour l'étude, mais que les chercheurs souhaitaient connaître les représentations qu'ils avaient de ces différents types de médicaments.

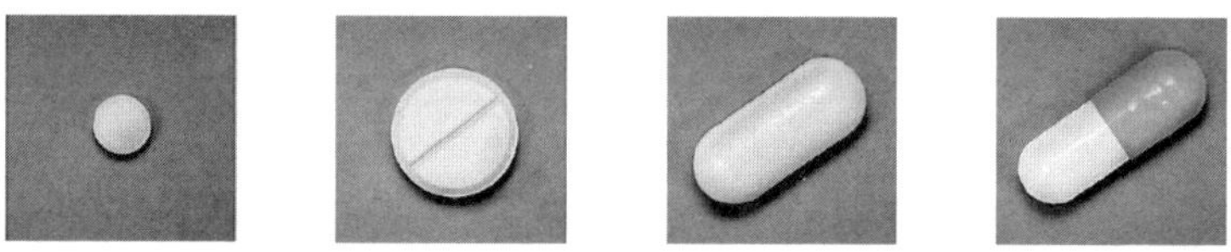

Petit rond (P) d = 6 mm — Moyen rond (M) d = 13 mm — Oblong (O) 18 x 8 mm (Lxl) — Gélule (G) 20 x 7,5 mm (Lxd)

Figure 6.7 – *Photos des médicaments utilisés.*

Les sujets étaient alors invités à faire correspondre chaque effet thérapeutique à une forme de médicament. Il leur était bien sûr précisé qu'il n'y avait ni bonne ni mauvaise réponse, et qu'ils pouvaient choisir un même médicament plusieurs fois.

Les analyses statistiques font apparaître qu'une forme préférentielle de médicament est attribuée à 8 effets thérapeutiques sur les 19 proposés. Les petits comprimés sont ainsi associés à des effets sédatifs, hypnotiques et spasmolytiques ; les comprimés moyens sont associés à des effets analgésiques, antipyrétiques et soulageant les maux de tête ; les comprimés oblongs et les gélules sont associés aux antibiotiques.

Dans un second temps, les chercheurs ont demandé aux sujets de se souvenir de tous les médicaments qu'ils avaient déjà pris au cours de leur vie et d'indiquer sur une autre feuille leur nom, ainsi qu'une description de leur forme, leur taille, leur couleur, ainsi que la maladie pour laquelle ils les avaient pris.

Il s'agissait de comparer les choix que les sujets avaient réalisés précédemment avec le type de médicaments qu'ils connaissaient déjà. Les analyses statistiques font apparaître une correspondance pour 5 types de médicaments. Les auteurs en concluent que l'expérience personnelle des sujets conditionne les représentations qu'ils se font des différents types de médicaments, ainsi que leurs attentes quant aux effets thérapeutiques. Selon eux, ces attentes pourraient également influencer le taux d'adhérence au traitement. En effet, ils estiment qu'une des raisons possibles au non-respect d'un traitement prescrit pourrait être le fait que les caractéristiques du médicament ne correspondent pas aux représentations et attentes que les individus en ont. Par exemple, si vous estimez qu'un comprimé rouge ne peut pas être un sédatif, vous risquez bien de ne pas le prendre lorsque vous faites une insomnie !

Conclusion

Ces deux études mettent en évidence que la forme du médicament peut jouer un rôle sur son efficacité, car nous associons certaines formes à certaines propriétés thérapeutiques. Et vous ? Ne vous est-il jamais arrivé d'ouvrir une boîte de médicament et de vous dire : « Ah ! C'est ça, l'antibiotique ? On ne dirait pas ! »

35 Pourquoi devez-vous montrer à votre enfant que vous n'avez pas mal en arrachant votre pansement ?

Apprentissage social et effet placebo

Si vous devez passer pour la première fois un examen médical potentiellement désagréable ou douloureux, vous allez probablement demander à votre médecin comment ça va se dérouler et si ça va vous faire mal. Et si vous connaissez dans votre entourage quelqu'un qui a déjà fait cet examen, vous allez sûrement lui demander comment ça s'est passé pour lui et lui poser cette question : « T'as eu mal ? » Et bien il se peut que sa réponse ait une influence sur la douleur que vous allez ressentir.

Colloca et Benedetti (2009) ont ainsi réalisé une étude afin de déterminer dans quelle mesure des situations d'apprentissage pouvaient influencer l'effet placebo dans le soulagement de la douleur. Ils se sont plus particulièrement intéressés au rôle du conditionnement (apprentissage direct) et de l'apprentissage social (apprentissage indirect). Ils ont pour cela réalisé une expérience auprès de 48 femmes âgées en moyenne de 22,6 ans, en bonne santé et ne suivant aucun traitement médical. Afin de provoquer une sensation douloureuse, ils leur ont infligé des chocs électriques sur le dos de la main non dominante. Les chercheurs posaient également une autre électrode au majeur de la main qui recevrait les chocs, en indiquant aux participantes que cette électrode diffuserait une stimulation aux propriétés analgésiques : à chaque fois qu'elle serait active, une lumière verte s'allumerait, tandis qu'une lumière rouge indiquerait que l'électrode n'était pas activée. Cette électrode n'était en fait reliée à aucun dispositif, et n'était en réalité qu'un simple placebo visant à induire une diminution de la douleur ressentie. Les sujets supposaient donc que le choc serait moins douloureux après une lumière verte. Avant chaque choc, le signal lumineux apparaissait pendant 5 secondes : une lumière rouge prévenait d'un choc douloureux et une lumière verte indiquait un choc moins douloureux.

Chaque participante recevait au total 36 chocs espacés de 15 secondes : 18 chocs après une lumière verte et 18 chocs après une lumière rouge. Après chaque choc, les sujets devaient évaluer l'intensité de la douleur ressentie au moyen d'une échelle numérique allant de 0 (aucune douleur) à 10 (la pire douleur imaginable).

Les chercheurs ont réparti les 48 sujets dans trois groupes expérimentaux, pour lesquels la procédure expérimentale variait :

- groupe 1 : apprentissage social ;
- groupe 2 : conditionnement ;
- groupe 3 : suggestion verbale.

Dans le groupe 1 (apprentissage social), chaque sujet était invité, avant de réaliser l'expérience, à s'asseoir à côté de l'expérimentateur qui lui en montrait le déroulement. Celui-ci était alors assis dans le siège expérimental avec sur le dos de la main l'électrode provoquant les chocs électriques et sur le majeur l'électrode placebo. Il recevait ensuite les 36 chocs électriques après les signaux lumineux et évaluait toujours comme douloureux les chocs qui suivaient la lumière rouge et comme non douloureux ceux associés à la lumière verte. En fait, cet expérimentateur ne recevait aucun choc électrique : il se contentait de simuler. Cette phase d'observation avait pour but de familiariser le sujet avec le dispositif expérimental et surtout de lui permettre de se rendre compte que les lumières vertes étaient toujours associées à un choc moins douloureux. Cependant, tous les chocs électriques administrés aux sujets étaient de même intensité. Ensuite, c'était au tour du sujet de réaliser l'expérience.

Les résultats indiquent que les sujets évaluent les 18 chocs électriques associés à la lumière verte comme significativement moins douloureux que les 18 associés à la lumière rouge. De plus, les corrélations entre les évaluations des sujets et celles de l'expérimentateur ne sont pas significatives, ce qui indique que les sujets ont bien évalué leur propre douleur et ne se sont pas contentés de répéter ce qu'ils avaient entendu.

Pour les sujets du groupe 2 (conditionnement), l'expérience se réalisait en deux phases : une phase de conditionnement, suivie d'une phase de test. Au cours de la phase de conditionnement, les sujets recevaient une série de 24 chocs électriques afin de se rendre bien compte du fonctionnement : 12 chocs douloureux étaient associés à une lumière rouge, et 12 chocs de plus faible intensité étaient associés à une lumière verte. Cette phase de conditionnement leur permettait de bien associer les lumières rouges vs vertes à des chocs douloureux vs non douloureux. Après cette phase de conditionnement, les sujets réalisaient la phase de test, et recevaient 12 chocs : 6 associés à une lumière verte et 6 à une lumière verte. Ces 12 chocs étaient tous de la même intensité que celle associée à la lumière rouge lors de la phase de conditionnement.

Les résultats indiquent que lors de la phase de conditionnement, les sujets évaluent comme moins douloureux les chocs associés à une lumière verte que ceux associés à une lumière rouge, ce qui semble assez logique dans la mesure où ces chocs sont d'intensité plus faible. Mais le plus intéressant est qu'on observe les mêmes résultats lors de la phase de test : les chocs associés à une lumière verte sont estimés significativement moins douloureux alors qu'ils sont de même intensité que ceux associés à la lumière rouge.

Quant aux sujets du groupe 3 (suggestion verbale), ils étaient simplement informés que l'électrode placée à leur majeur serait activée lorsque la lumière serait verte, et inactive lorsque la lumière serait rouge.

Les résultats montrent que les sujets évaluent les chocs associés à une lumière verte comme moins douloureux que ceux associés à une lumière rouge. Toutefois, cet effet est moins consistant et l'écart entre les scores de douleur perçue pour ces deux types de chocs est plus faible que pour les groupes 1 et 2.

Afin de pouvoir comparer l'effet placebo obtenu dans ces trois conditions expérimentales, les chercheurs ont ensuite calculé un score de diminution de la douleur, qui correspond à la différence entre les évaluations des chocs verts et celles des chocs rouges. Ils observent ainsi une différence significative entre les trois groupes (figure 6.8).

Les sujets des groupes 1 (apprentissage social) et 2 (conditionnement) ont une diminution de leur douleur significativement plus importante que ceux du groupe 3 (suggestion verbale).

En revanche, aucune différence significative n'est observée entre les sujets des groupes 1 et 2. Ce résultat est intéressant au sens où il confirme le rôle que joue l'apprentissage dans l'apparition et l'amplitude d'un effet placebo. On constate en effet qu'un faux dispositif analgésique (électrode placebo) permet à lui seul de réduire l'intensité de la douleur ressentie par les sujets (groupe 3), mais surtout que cette diminution est nettement plus importante dans le cas où les sujets ont pu constater soit par eux-mêmes (groupe 2), soit en observant quelqu'un (groupe 1) que cette électrode placebo pouvait soulager la douleur. Ils ont donc appris que lorsque cette électrode était active (lumière verte), ils auraient moins mal. Cet apprentissage vient ici en quelque sorte renforcer l'effet placebo pour en augmenter les effets.

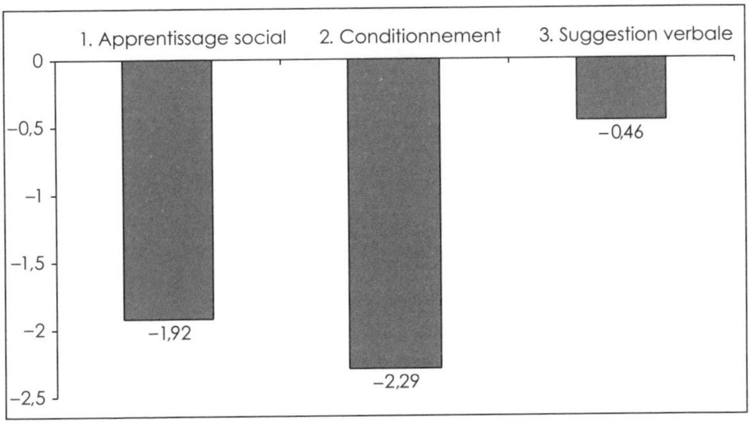

Figure 6.8 – *Score moyen de diminution de la douleur.*

Conclusion

Cette recherche est tout à fait intéressante car elle met en évidence le rôle de l'apprentissage, et notamment de l'apprentissage social, sur l'effet placebo. Ainsi, le simple fait de voir que quelqu'un a moins mal dans une situation spécifique entraîne une diminution de la douleur que nous percevons dans cette même situation.

Par conséquent, si vous voulez que votre enfant ait moins mal lorsque vous lui enlevez un pansement, montrez-lui d'abord que ça ne vous fait pas mal !

7 Facteurs de risque et prévention

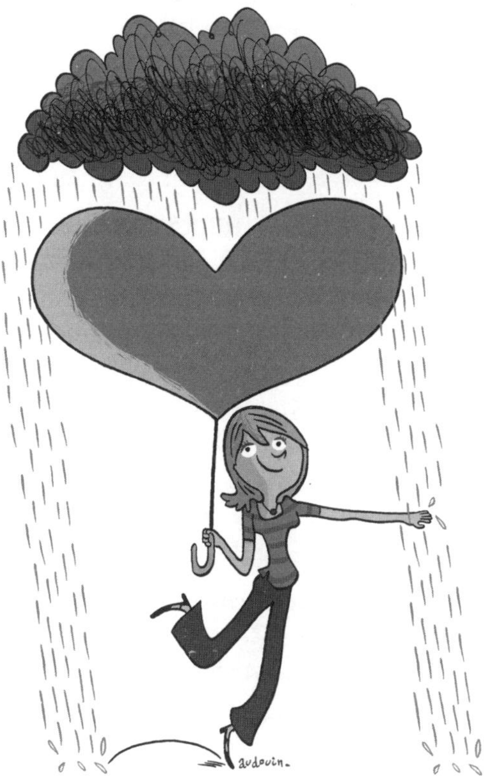

Sommaire

36 Pourquoi pensons-nous que le malheur n'arrive qu'aux autres ?

Effet de l'optimisme irréaliste sur la santé

Face à des situations catastrophiques, des accidents, des maladies qui frappent les autres, nous avons tendance à nous dire que nous vivons heureusement à l'abri de tels événements. Nous sommes en quelque sorte soulagés de savoir que cela n'arrive qu'aux autres. Comment expliquer de tels sentiments ? En fait, nous développons à propos de notre vie et des situations extérieures un ensemble de perceptions et de croyances qui biaisent la compréhension que nous avons de nous-mêmes et notre perception de l'éventualité de subir un événement tel qu'un grave accident de voiture ou un cancer. Ce type de perception est de nature à créer un sentiment d'invulnérabilité qui fait que lorsqu'on n'a jamais vécu soi-même une expérience éprouvante, on pense réellement que cela ne nous arrivera pas.

Les études dans ce domaine montrent que chacun de nous, pour s'adapter et pour vivre, génère une compréhension irréaliste de lui-même, du monde et des autres (Taylor et Brown, 1988). Nous émettons donc tous des croyances qui tendent à biaiser le caractère imprévisible de la vie et à nous protéger de sa précarité.

De telles croyances ont notamment été observées dans des comportements dangereux pour la santé qu'un certain nombre de personnes continuent à avoir : c'est leur croyance d'être plus à l'abri que les autres face à ce qui peut leur arriver.

> Cette croyance a été étudiée au départ par Weinstein (1980) sous le terme d'optimisme irréaliste concernant des événements de vie. Il a soumis à des participants une liste de problèmes de santé et leur a demandé d'évaluer leur chance de rencontrer ce type de problème comparé à d'autres du même âge et du même sexe. Les résultats montrent que la plupart pensaient avoir moins de risques que les autres de rencontrer des problèmes de santé. Pourquoi une telle tendance à surestimer ses propres chances d'échapper à des risques de santé ? L'optimisme irréaliste serait lié à une évaluation illusoire des risques basée sur plusieurs raisons : le manque d'expérience personnelle du problème en question, la croyance que s'il n'y a pas de risque jusqu'à présent, il n'y en aura pas par la suite, enfin l'idée que le comportement que l'on a, même s'il est risqué, est adapté du moment qu'il n'y a pas de problème actuellement.

Pour expliquer l'optimisme irréaliste, les chercheurs se sont particulièrement intéressés à des maladies comme le Sida ou à celles liées à l'alcoolisme et au tabagisme. En effet, ces maladies liées à des facteurs de risques comportementaux développent un sentiment de contrôle sur les événements et sont de nature à augmenter l'optimisme irréaliste par rapport au risque d'avoir la maladie (Taylor, 1989).

Une évaluation illusoire de ce type peut effectivement conduire certains à se livrer à des comportements qui mettent leur santé en danger.

> Au cours d'une étude (Milhabet *et al.*, 2002), des chercheurs ont demandé à des étudiants de se représenter le risque qu'ils auraient de contracter le Sida s'ils étaient insulinodépendants,

hémophiles ou toxicomanes. Ces trois catégories stéréotypées sont associées à des risques différenciés de contracter le Sida : faible pour les insulinodépendants, moyen pour les hémophiles, et fort pour les toxicomanes. Chaque participant devait également se représenter le risque que courait quelqu'un d'autre en général selon qu'il était insulinodépendant, hémophile ou toxicomane. Les résultats ont montré qu'à l'intérieur d'une même catégorie, chacun pensait qu'il courait moins de risques que les autres de contracter le Sida. Par exemple, en tant que toxicomane, on pensait avoir plus de risques qu'un non-toxicomane, mais moins de risques que les autres toxicomanes. Ainsi, les autres sont toujours perçus comme prenant davantage de risques que soi-même. On s'estime en conséquence moins menacé qu'eux.

De plus, comme le Sida est perçu comme une maladie que l'on peut contrôler du fait que l'on peut avoir une relation sexuelle risquée en mettant un préservatif, les résultats ont aussi indiqué que certains auront tendance à adopter des comportements à risque en raison même de leur capacité à exercer ce contrôle.

Ainsi, on est plus optimiste pour soi que pour les autres parce qu'on évalue positivement ses capacités d'agir sur les événements. De ce fait, on a tendance à sous-estimer ses propres comportements à risque (je ne me protège pas systématiquement contre le Sida, mais ce n'est pas grave) et à valoriser ses aspects positifs (au moins, je ne suis pas comme ceux qui s'injectent des drogues). On peut alors être optimiste puisqu'on évalue la situation en se focalisant sur toutes les précautions qu'on a prises, tout en ignorant celles que l'on n'a pas prises.

Dans une autre étude, Hoppe et Ogden (1996) ont voulu savoir si l'optimisme irréaliste était plutôt lié à des comportements à risque ou à des comportements de précaution. Les participants devaient remplir un questionnaire destiné à évaluer s'ils avaient plutôt des comportements à risque ou des comportements de précaution. Les questions relatives aux comportements à risque étaient du type : « Depuis que vous êtes sexuellement actif, à quelle fréquence avez-vous demandé à votre partenaire de faire une prise de sang ? » Les questions relatives aux comportements de précaution étaient du type : « Depuis que vous êtes sexuellement actif, à quelle fréquence avez-vous choisi vos partenaires avec soin ? » Les résultats font apparaître que ce sont les comportements de précaution, plus que les comportements à risque, qui tendent à développer un optimisme irréaliste du fait qu'on attribue aux autres un comportement à risque plus élevé que le sien et qu'on se sent alors moins en danger qu'eux. En résumé, cette expérience montre que le fait de se croire à l'abri implique que l'on prend objectivement plus de risques.

Conclusion

Dans le domaine de la santé comme dans la vie en général, nous avons besoin de nous adapter à la réalité. Et, pour nous adapter, nous nous forgeons des croyances qui nous évitent de voir la réalité en face. L'optimisme irréaliste nous fait ainsi croire par exemple que nous avons plus de chances que les autres que des événements heureux nous arrivent. Nous avons le sentiment d'être relativement à l'abri des calamités et entretenons une vision irréaliste face aux conditions d'imprévisibilité de la vie.

37 Pourquoi ai-je l'impression de courir moins de risques que mon collègue ?

Effet de l'optimisme comparatif sur la perception des risques professionnels

Ne vous est-il jamais arrivé de penser que vous aviez moins de chances d'avoir un accident de voiture si c'est vous qui rouliez ? Cette impression correspond à ce qu'on appelle en psychologie l'optimisme comparatif. Il s'agit du phénomène qui consiste à estimer son propre risque comme inférieur à celui des autres : un individu considère généralement qu'il sera confronté au cours de sa vie à moins d'événements négatifs et à plus d'événements positifs que les autres.

Différentes études ont mis en évidence la présence d'un optimisme comparatif dans les domaines de la santé, de la conduite automobile ou encore concernant des événements de la vie quotidienne tels que le divorce, les catastrophes naturelles, etc. Dans la sphère professionnelle, la présence d'un optimisme comparatif pourrait également avoir un impact sur les démarches de prévention et de sécurité.

Une étude (Spitzenstetter, 2006) a ainsi cherché à évaluer si les individus estimaient leur risque d'avoir un accident du travail comme inférieur au risque de leur collègue. Elle a porté sur 188 employés (124 femmes et 64 hommes) d'une verrerie-miroiterie. Il s'agissait pour ces individus d'évaluer sur une échelle en 7 points (de 0 « très peu probable » à 6 « extrêmement probable ») leur risque et celui de leurs collègues d'être confrontés à 4 types d'accidents du travail :

- accident grave et rare (écrasement d'un doigt) ;
- accident grave et fréquent (coupure profonde) ;
- accident bénin et rare (écharde dans le doigt) ;
- accident bénin et fréquent (piqûre avec un morceau de verre).

Ces quatre types d'accidents ont été déterminés à partir des statistiques d'accidents du travail de cette entreprise au cours des 6 dernières années, puis validés par le responsable sécurité de l'entreprise.

Les résultats (figure 7.1) indiquent que chaque individu estime avoir moins de risques de subir un accident du travail que ses collègues, ceci quelle que soit sa fréquence ou sa gravité. Ils mettent donc en évidence la présence d'un optimisme comparatif, et ceci pour chacun des 4 types d'accident.

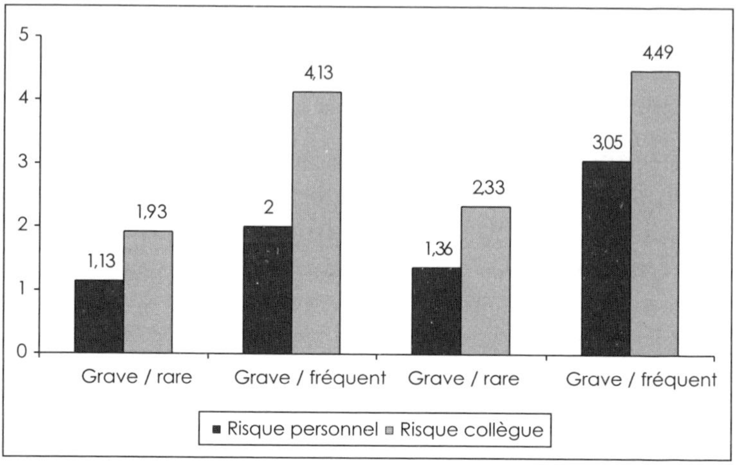

Figure 7.1 – *Estimation de la probabilité du risque d'accident.*

Un score d'optimisme comparatif a ensuite été calculé pour chaque type d'accident en soustrayant le risque personnel au risque d'autrui. Un score positif indique donc la présence d'un optimisme comparatif, tandis qu'un score négatif témoigne d'un pessimisme comparatif. Les scores obtenus sont présentés dans le tableau 7.1.

Tableau 7.1 – *Scores d'optimisme comparatif selon le type d'accident.*

	Rare	Fréquent	
Grave	0,8	2,13	1,47
Bénin	0,97	1,44	1,2
	0,89	1,79	

On constate tout d'abord que pour chaque type d'accident, les salariés font preuve d'optimisme comparatif, c'est-à-dire qu'ils estiment être moins en danger que leurs collègues.

Les analyses statistiques menées par les auteurs soulignent que d'une façon générale, les sujets sont plus optimistes lorsque l'événement est fréquent (OC = 1,79) que lorsqu'il est rare (OC = 0,89), indépendamment du fait qu'il soit grave ou bénin. En revanche, on n'observe aucun effet principal de la gravité : le niveau d'optimisme comparatif est le même que le type d'accident soit grave (OC = 1,47) ou bénin (OC = 1,2), indépendamment de sa fréquence. De plus, les auteurs ont analysé les effets d'interaction entre la fréquence et la gravité. Ainsi, pour un événement grave, les salariés sont plus optimistes si celui-ci est fréquent (OC = 2,13) que s'il est rare (OC = 0,8). En revanche, pour un accident bénin, ils sont aussi optimistes si celui-ci est fréquent (OC = 1,44) que s'il est rare (OC = 0,97). En fait, lorsque l'accident est rare, la gravité n'a pas d'impact sur l'optimisme comparatif. Mais lorsqu'il s'agit d'un accident fréquent, les salariés sont plus optimistes pour un accident grave (OC = 2,13) que pour un accident bénin (OC = 1,44). En d'autres termes, les salariés estiment avoir à peu près autant de risques que leurs collègues de subir un accident bénin, qu'il soit fréquent ou rare. Mais ils estiment avoir moins de risques que leurs collègues d'avoir un accident grave s'il est rare, et beaucoup moins de risques s'il est fréquent.

Enfin, les résultats ne révèlent aucun effet de l'ancienneté, du type de poste occupé ni des antécédents d'accidents sur l'optimisme comparatif.

Conclusion

Ces résultats mettent en évidence la présence d'un optimisme comparatif dans le domaine professionnel. Autrement dit, un salarié estime qu'il a moins de risques que ses collègues d'être victime d'un accident sur son lieu de travail. Et cet écart est d'autant plus important que le risque encouru est grave et fréquent. Or c'est précisément dans cette situation (risque fréquent et grave) que chacun devrait se sentir particulièrement concerné afin de rester vigilant et d'adopter les comportements appropriés. L'optimisme comparatif permet donc d'avoir une meilleure compréhension des facteurs conduisant les salariés à ne pas toujours respecter les procédures et règles de sécurité, et ainsi se mettre en danger. Comme le salarié estime que le risque concerne essentiellement les autres, il est donc moins prudent et se sent moins concerné par les différentes mesures sécuritaires car il se pense plus à l'abri.

38 Pourquoi Einstein a-t-il moins de risques cardiovasculaires que Rantanplan ?

QI et risques cardiovasculaires

Un des principaux thèmes de recherche dans le domaine de la santé est d'identifier les facteurs pouvant augmenter les risques de développer des maladies, ou au contraire les facteurs qui joueraient un rôle protecteur. En ce qui concerne les maladies cardiovasculaires, les facteurs de risque classiquement avancés dans la littérature médicale correspondent entre autres à la tension artérielle, l'hygiène de vie, la pratique d'une activité physique, le tabagisme, le poids et l'indice de masse corporelle. Différentes études ont également mis en avant le rôle de facteurs sociaux, tels que le niveau de revenus, le niveau d'éducation, ou encore la classe sociale. De même, certaines études ont cherché à connaître l'impact que pouvait avoir le quotient intellectuel (QI) d'un individu sur son état de santé. Plusieurs recherches ont ainsi pu montrer que le QI avait un effet indirect sur la santé, dans la mesure où il module les facteurs de risque sociaux. En effet, les personnes ayant un QI élevé ont généralement un niveau d'éducation et de revenus supérieur à celles ayant un QI plus faible. Mais d'autres études ont cherché à établir s'il existait un lien direct entre QI et maladies coronariennes ou attaques cardiaques.

Ainsi, Lawlor *et al.* (2008) ont analysé les données de 12 150 individus issus de la cohorte « Aberdeen Children 1950s ». Cette cohorte comprenait des individus nés à Aberdeen (Écosse) entre 1950 et 1956, pour lesquels on avait évalué le quotient intellectuel à trois reprises : à 7 ans, à 9 ans et à 11 ans.

L'objectif des auteurs était de reprendre ces données et de s'intéresser au lien entre le QI mesuré pendant l'enfance et l'apparition de problèmes cardiaques à l'âge adulte. Parmi les individus de cette cohorte, 357 avaient développé une maladie coronarienne (264 hommes et 93 femmes) et 123 avaient subi une attaque cardiaque n'ayant pas entraîné le décès (67 hommes et 56 femmes). Les résultats indiquent que le QI mesuré pendant l'enfance est inversement associé à l'apparition de maladies coronariennes et d'attaques cardiaques à l'âge adulte. En d'autres termes, plus les enfants avaient un QI élevé, moins ils avaient de risques de développer des problèmes cardiaques 50 ans plus tard.

Cette recherche a permis de mettre en évidence que le QI pouvait bel et bien jouer un rôle dans l'apparition de problèmes cardiaques. Toutefois, les auteurs ont uniquement pris en compte le QI, sans réaliser de comparaison avec d'autres facteurs de risque, tels que le tabagisme ou la pratique d'une activité physique. En somme, ils ont établi que le QI pouvait avoir un impact sur le risque de développer des maladies cardiaques, mais on ne sait pas quel est son rôle par rapport à tous les autres facteurs de risque connus. Récemment, une équipe de chercheurs a tenté de répondre à cette question et d'établir le poids relatif du QI par rapport aux autres facteurs de risque.

Pour ce faire, Batty *et al.* (2010) se sont basés sur la troisième cohorte de l'étude « West Scotland Twenty-07 », dont le but était d'étudier l'impact des facteurs sociaux sur la santé des individus et son évolution dans le temps. Les 1 145 personnes prises en compte dans leurs analyses avaient toutes été recrutées en 1988, lorsqu'elles étaient âgées approximativement de 55 ans. Vingt ans plus tard, au moment de leur étude, ils ont dénombré 396 décès, dont 158 dus à une maladie cardiovasculaire. Plusieurs indicateurs ont été pris en compte afin de calculer leur incidence sur le risque de décès :

- des données physiologiques telles que taille, poids, indice de masse corporelle (IMC) et tension artérielle ;
- le tabagisme : les individus étaient répartis dans les catégories « fumeur actuel », « ancien fumeur » ou « toujours non-fumeur » ;
- la pratique d'une activité physique : en nombre d'heures par semaines ;
- le niveau scolaire, mesuré en nombre d'années d'études ;
- la classe sociale, définie par l'emploi actuel du chef de famille ;
- le quotient intellectuel (QI), mesuré à l'aide d'un test d'intelligence général, comprenant 65 items évaluant les aptitudes verbales et numériques (suites logiques, vocabulaire, raisonnement analogique et calcul mental).

Leurs résultats indiquent que 7 des facteurs pris en compte ont joué un rôle statistiquement significatif dans la survenue du décès. Par ordre décroissant d'importance, ce sont : le tabagisme, le quotient intellectuel, le niveau de revenus, la pratique d'une activité physique, le niveau d'éducation, la classe sociale et la tension artérielle (figure 7.2). En revanche, l'indice de masse corporel ne s'est pas révélé significatif.

Dans un second temps, ils se sont uniquement intéressés aux décès dus à une maladie cardiovasculaire. Cette fois, ils obtiennent cinq facteurs de risque significatifs. Ce sont, par ordre décroissant d'importance : le tabagisme, le quotient intellectuel, le niveau de revenus, la tension artérielle et la pratique d'une activité physique (figure 7.3). Là encore, un faible QI est le deuxième facteur de risque le plus important, après le tabagisme. Les autres facteurs pris en compte ne sont pas significatifs. Ces résultats permettent d'une part de confirmer que le QI joue bien un rôle dans l'état de santé des individus, mais surtout qu'il s'avère être le deuxième facteur de risque de mortalité après le tabagisme. Avoir un faible QI apparaît donc comme un facteur de risque plus important que l'absence d'activité physique, la tension artérielle ou les facteurs sociaux tels que les revenus ou le niveau d'éducation !

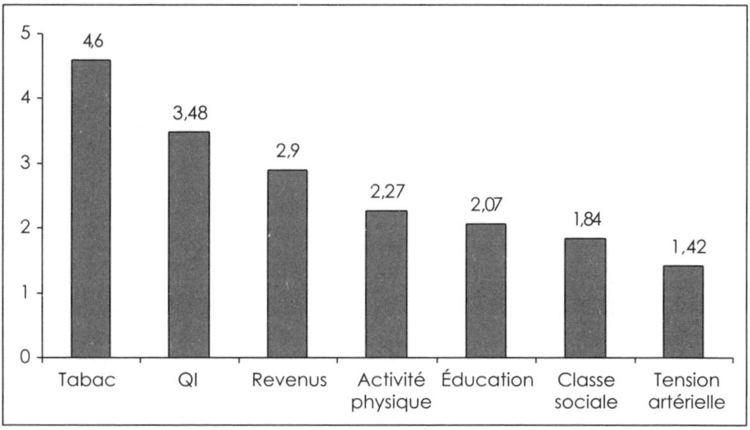

Figure 7.2 – *Poids relatif des facteurs de risque de mortalité.*

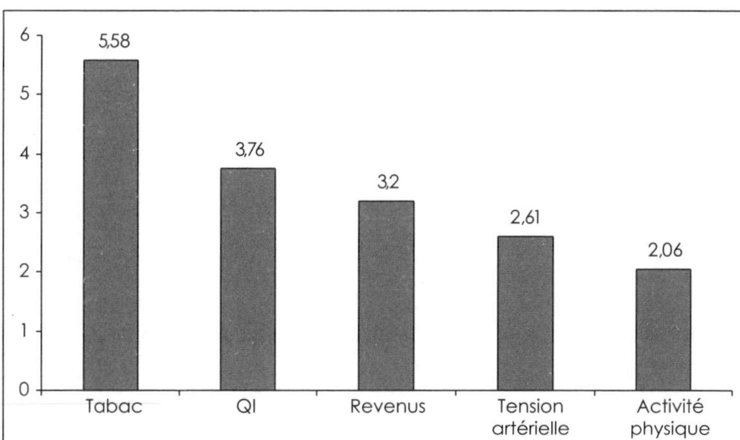

Figure 7.3 – *Poids relatif des facteurs de risque de décès dus à une maladie cardiovasculaire.*

Conclusion

Ces études ont permis de mettre en évidence que les capacités intellectuelles d'un individu sont déterminantes dans son état de santé : plus le score obtenu à un test de QI est élevé, plus les risques de mourir ou de développer une maladie cardiovasculaire sont faibles. Comparativement à tous les autres facteurs de risque connus, le QI est un des meilleurs prédicteurs du risque de décès. En d'autres termes, plus vous êtes intelligent, moins vous aurez de chances de développer une maladie cardiovasculaire et de décéder de façon précoce !

39 Pourquoi un diagnostic rassurant n'est-il pas toujours une bonne nouvelle à vos yeux ?

Effet du diagnostic médical sur l'attitude du patient

Il vous est sûrement déjà arrivé de passer des examens médicaux et biologiques (prises de sang, radios, scanners, etc.) pour faire un bilan de santé, un contrôle, ou tout simplement parce que vous vouliez être rassuré par rapport à un risque de maladie. Dans la plupart des cas, les résultats à ce type d'examens sont satisfaisants, et lorsque ces informations vous sont communiquées, on pourrait supposer que cela est de nature à vous rassurer, à calmer vos inquiétudes, à diminuer votre anxiété. Eh bien pas forcément !

Si la majorité des recherches suggèrent que les résultats satisfaisants provoquent un soulagement, certaines

études montrent qu'un bon résultat peut au contraire être la source d'une nouvelle angoisse.

Michie *et al.* (2003) se sont demandés pourquoi des résultats satisfaisants n'étaient pas toujours rassurants. Ils ont posé la question à des personnes qui avaient passé des tests de dépistage d'une maladie génétique, dégénérative, ou d'un cancer colorectal, et dont les bilans étaient tout à fait normaux. Les réponses aux questionnaires ainsi que des entretiens complémentaires ont pu démontrer que ces personnes ne se sentaient pas du tout rassurées, pour deux raisons essentielles. D'abord, elles pensaient que pour cette maladie génétique dégénérative, les gènes pouvaient connaître une mutation dans le temps et que si le test avait établi qu'elles n'avaient pas le gène responsable, il n'en serait peut-être pas de même à l'avenir. Ensuite, elles ont exprimé des doutes quant à l'efficacité du test : celui-ci ne pouvait apporter des informations fiables sur une maladie située dans les intestins par simple prise de sang.

Une autre étude (Palmer *et al.*, 1993) a porté sur la réaction de femmes à la suite d'examens du col de l'utérus. Le diagnostic établissait l'existence de cellules précancéreuses et préconisait soit des tests biologiques complémentaires, soit un traitement préventif. Les chercheurs ont voulu connaître l'impact psychologique d'un tel diagnostic. Les résultats montrent que l'impact du diagnostic est traumatisant. Les femmes vivent des niveaux élevés de pensées intrusives, ainsi que des niveaux élevés de colère en réaction aux menaces qu'il représente pour leur santé. Les données complémentaires des entretiens effectués auprès de ces femmes indiquent le caractère traumatique du diagnostic en raison de l'association qu'elles établissent directement avec le cancer du col de l'utérus. En outre, les données suggèrent que l'image du corps et des relations sexuelles est également affectée. Lorsque ces femmes ont été diagnostiquées comme ayant des cellules précancéreuses, l'anxiété liée à la possibilité d'avoir un cancer a été source d'une grande détresse. En somme, le diagnostic avait plus provoqué un sentiment de détresse qu'un soulagement de pouvoir être traitées à temps.

Conclusion

Dans le domaine de la santé comme ailleurs, une bonne nouvelle n'est pas forcément toujours rassurante, et une mauvaise nouvelle peut être effrayante. Le simple fait de passer des examens biologiques peut éveiller des sentiments d'anxiété, et un bilan médical normal peut dans certains cas accroître l'inquiétude plutôt que la calmer. Cela peut s'expliquer du point de vue psychologique, soit qu'on attendait un mauvais résultat qui n'est pas arrivé, soit qu'on estime que le diagnostic n'est pas totalement fiable.

40 Pourquoi les cellules cancéreuses détestent le chou ?

Alimentation et cancer

Depuis de nombreuses années, les recherches scientifiques essaient de connaître le rôle de la nutrition, en particulier celui de certains aliments susceptibles d'être un risque ou au contraire une protection par rapport au développement des cancers.

Le rapport « Food, nutrition, physical activity and the prevention of cancer : A global perspective » publié en 2007 est actuellement le document de référence dans ce domaine. Vingt et un experts scientifiques mondiaux ont passé en revue pendant 5 ans 7 000 articles scientifiques publiés jusqu'en 2006 et identifiés comme pertinents. Ces scientifiques tendent à confirmer le rôle des aliments tantôt comme facteur de risque, tantôt comme facteur de prévention du cancer.

La méthodologie utilisée est la suivante. Dans un premier temps, un groupe d'experts a conçu une méthode de revue systématique des études scientifiques existantes. Dans un deuxième temps, les équipes de 9 centres internationaux ont effectué une méta-analyse de ces études. Parmi les 500 000 travaux recensés, 22 000 ont été retenus et 7 000 ont été jugés pertinents pour élaborer le rapport. Dans un troisième temps, un panel de 21 scientifiques de renommée mondiale a évalué les preuves recueillies dans l'étape précédente, tiré des conclusions et élaboré un certain nombre de recommandations parmi lesquelles :

- éviter les boissons sucrées ;
- augmenter et varier la consommation de légumes, fruits, céréales complètes et légumes secs ;
- limiter la consommation de viande rouge (comme le bœuf, le porc ou l'agneau) et éviter la charcuterie ;
- pour la consommation d'alcool, se limiter à un verre par jour pour les femmes et à deux pour les hommes ;
- limiter la consommation d'aliments salés et de produits contenants du sel ajouté (sodium), comme les chips ou les cacahuètes ;
- ne pas prendre de complément alimentaire pour se protéger contre le cancer.

Selon les experts de ce rapport, 30 % de tous les cancers sont directement reliés à la nature du régime alimentaire, notamment dans le cas des cancers du système gastro-intestinal (œsophage, estomac et colon). Ils soulignent que les personnes consommant le moins de fruits et de légumes sont environ deux fois plus susceptibles de développer certains cancers que celles qui en consomment beaucoup.

Si les spécialistes soulignent aujourd'hui l'importance d'une alimentation saine pour rester en bonne santé, certains chercheurs vont beaucoup plus loin : ils montrent les liens déterminants entre alimentation et cancer, en expliquant comment les substances présentes à l'état naturel dans les aliments possèdent les mêmes capacités biochimiques de prévenir, contrer et inverser les mécanismes qui favorisent le développement des cancers.

Ainsi, ils démontrent comment un aliment aussi ordinaire que le chou contient des molécules extrêmement puissantes pour combattre le cancer.

Dans le cadre du Laboratoire de médecine moléculaire de Montréal, le professeur Richard Beliveau (2005) a développé une approche basée sur l'alimentation pour prévenir les cancers, en mettant en évidence qu'un grand nombre d'aliments renferment des molécules possédant la capacité d'interférer avec certains processus à l'œuvre dans le développement des cancers, et ceci d'une façon analogue au mode d'action de plusieurs médicaments utilisés aujourd'hui. En conséquence, il préconise une thérapie du cancer appelée nutrithérapie, car elle utilise l'arsenal des molécules anticancéreuses présentes dans les aliments pour combattre les cellules cancéreuses. Loin d'être une thérapie alternative, c'est l'alimentation qui constitue un outil de prévention du cancer que tout un chacun peut mettre à profit pour apporter à son organisme certains agents anticancéreux d'origine nutritionnelle. Ainsi, ce laboratoire a visé à établir un profil anticancéreux des fruits et légumes. Cela consiste à identifier non seulement les fruits et légumes qui possèdent les plus grandes propriétés anticancéreuses, mais aussi ceux qui pourraient contenir des quantités supérieures d'agents anticancéreux. La méthode utilisée consiste à fabriquer des extraits bruts des végétaux, à stériliser les préparations obtenues et à utiliser ce matériel pour déterminer leur activité d'inhibition de croissance de différentes tumeurs d'origine humaine, de même que de l'angiogenèse, en utilisant des modèles expérimentaux.

Les résultats ont permis de dégager les propriétés anticancéreuses d'un ensemble de fruits et légumes qui démontrent, à titre d'exemple, pourquoi les cellules cancéreuses détestent le chou. Ils ont mis en évidence que le chou, et plus largement les légumes crucifères, était parmi les aliments les plus aptes à contrer efficacement le développement du cancer.

Sur 252 cas de cancers de la vessie qui s'étaient développés sur une période de 10 ans chez 47 909 professionnels, on a constaté que la consommation de 5 portions de plus de légumes crucifères par semaine, en particulier du brocoli et du chou, était associée à une baisse du risque de cancer de la vessie comparativement aux individus ne consommant qu'une portion ou moins de ces légumes.

Par ailleurs, ces travaux ont mis en évidence que dans le cas d'une tumeur cérébrale très agressive, le médulloblastome, l'addition d'extraits d'ail, de betterave et de certains choux comme le kale provoque un arrêt complet de la croissance des cellules cancéreuses isolées (Gingras *et al.*, 2004). Les résultats obtenus pour chaque extrait sont présentés dans la figure 7.4.

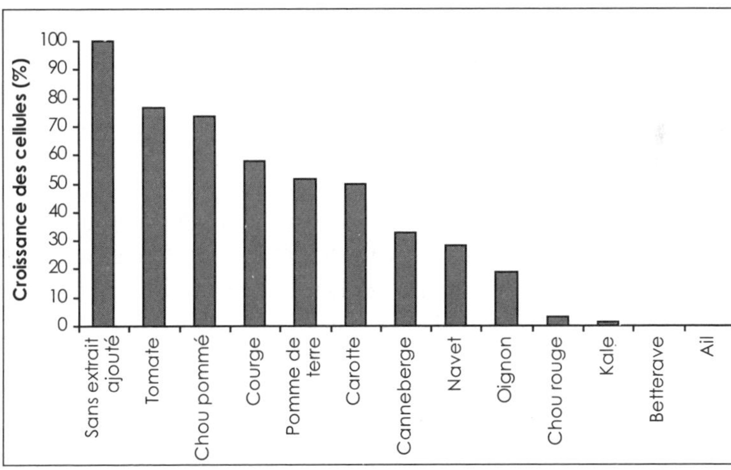

Figure 7.4 – *Inhibition de la croissance de cellules isolées de médulloblastome par des extraits de légumes (source : Beliveau et Gingras, 2005, p. 60).*

Conclusion

Les effets des légumes de la famille du chou sur la diminution du risque de plusieurs types de cancers suggèrent que ces légumes représentent une source importante de composés phytochimiques aptes à jouer un rôle clé dans la prévention du cancer. En outre, le fait que l'incidence plus faible de cancer ait été observée chez les individus consommant les plus grandes quantités de fruits et légumes est directement lié aux composés anticancéreux de ces aliments. Un apport régulier de ces composés anticancéreux dans l'alimentation est donc une façon de prévenir efficacement le développement du cancer en mangeant avec plaisir.

41 Pourquoi certaines femmes sont-elles moins motivées que d'autres à faire un dépistage du cancer du sein ?

Facteurs motivationnels du dépistage

C'est en 1900 que l'examen médical régulier fut introduit aux États-Unis, et au cours du XXe siècle que les programmes de dépistage des cancers se sont développés. Les examens et techniques de dépistage du cancer ont pour but de détecter soit un risque de cancer par l'identification de cellules précancéreuses, soit un cancer proprement dit.

En France, le cancer du sein représente environ 40 000 nouveaux cas par an, soit 32 % des nouveaux cas de cancer. Il est responsable d'environ 11 000 décès par an.

Depuis 2004, il existe en France un programme national de dépistage de cancer du sein destiné aux femmes de 50 à 74 ans. Le taux de participation en 2008 s'élevait à 52,5 % de la population cible contre 40,2 % en 2004.

Mais cette participation est inégale selon les régions et reste bien en deçà de l'objectif fixé à 70 %. Pourquoi cette faible participation ?

D'après une étude (Ancelle-Park, 2003), cela peut être fonction du niveau social des femmes. Chez celles qui sont de condition modeste et précaire, on observe un décalage entre l'intérêt du dépistage et les obstacles pratiques pour s'y rendre. En revanche, on observe une même non-participation chez des femmes de milieux favorisés mais, pour elles, c'est par choix car elles sont réticentes au programme de dépistage associé selon elles à un dépistage de masse de moindre qualité et destiné aux populations défavorisées. Dans ce cas, si elles font un dépistage, c'est celui prescrit par leur gynécologue, car il est beaucoup mieux accepté même s'il n'intègre pas en pratique toutes les procédures du programme organisé. Ces conclusions ont amené des chercheurs à s'intéresser aux facteurs psychologiques qui permettent de prédire le comportement des femmes quant à leur participation au dépistage. Dans ce but, ils se sont notamment appuyés sur les théories relatives aux croyances sur la santé et le corps.

Borrayo et Jenkins (2001) ainsi que Borrayo *et al.* (2005) ont demandé à des femmes mexicaines de participer à des groupes d'entretien pour saisir leur perception du dépistage du cancer du sein. Leur étude était basée sur une méthode qui cherche à expliquer comment les facteurs culturels influencent la participation des femmes au dépistage du cancer du sein. Selon cette théorie, les femmes latino-américaines percevaient généralement le dépistage du cancer du sein comme un comportement à risque. Les résultats ont révélé que ces femmes avaient une triple inquiétude par rapport à ce dépistage : une inquiétude concernant le fait de se sentir en bonne santé, une inquiétude par rapport à l'examen lui-même perçu comme indécent, et une inquiétude par rapport aux conséquences négatives du dépistage. De ce fait, le dépistage était perçu comme une démarche trop risquée à plusieurs niveaux, ce qui entraînait un refus de participation.

Une autre étude a porté sur les prédicteurs de comportements sociaux dans le dépistage du cancer du sein (Murray et McMillan, 1993). Elle s'est intéressée à deux aspects : l'autoexamen du sein et le comportement de dépistage. Elle a porté sur 391 femmes invitées à remplir un questionnaire sur le comportement de dépistage et sur leurs attitudes et croyances relatives à la santé. Les résultats montrent qu'environ 28 % des femmes effectuaient régulièrement un dépistage, 28 % le faisaient occasionnellement, et toutes les autres ne le faisaient que rarement ou pas du tout. L'autoexamen des seins était plus fréquemment effectué par celles qui se faisaient également faire un frottis vaginal. Le dépistage était le plus fréquent chez les femmes de 35 à 54 ans, qui étaient mariées, travaillaient et qui étaient croyantes. La raison la plus fréquemment invoquée pour ne pas faire de dépistage était l'ignorance concernant la nature des examens médicaux et la peur de découvrir une « masse » dans le sein. Toutes les données ont été analysées afin de dégager les meilleurs prédicteurs psychologiques de la participation au dépistage. Deux éléments se sont imposés : d'abord, pour ce qui est de l'autoexamen du sein, c'est la confiance des femmes en leur propre capacité de faire ce type d'examen ; ensuite, pour ce qui est du dépistage, c'est le niveau de peur et d'inquiétude lié aux conséquences possibles de l'examen.

Conclusion

Si dans les stratégies de santé publique on veut inciter la population à adopter des comportements de prévention, il faut d'abord bien connaître les raisons qui la freinent dans cet objectif. En psychologie de la santé, les études montrent l'utilité de connaître les croyances des personnes concernées relativement à la santé car elles permettent de prédire leurs comportements de participation au dépistage. En particulier pour ce qui est du dépistage du cancer du sein, les résultats ont suggéré que la confiance en son autoefficacité et l'identification des obstacles psychologiques comme l'anxiété sont les meilleurs prédicteurs du comportement de dépistage.

42 Pourquoi tombons-nous malades ?

Le rôle de la psychologie dans le déclenchement de la maladie

Aujourd'hui nous avons une vision essentiellement biologique de la maladie. Quand quelqu'un tombe gravement malade et qu'on lui apprend qu'il a un cancer, on lui parle essentiellement en termes médicaux de l'organe de son corps qui est atteint et l'on désigne la maladie avant tout comme un dysfonctionnement dû à l'effet de divers agents pathogènes.

Mais sont-ce là les seules causes qui nous rendent malades ? Descartes affirmait déjà : « Je suis arrivé à croire que l'aspect le plus important de la santé, en tout cas pour la mienne, est : suis-je heureux ou pas heureux ? Si je ne suis pas heureux, je tombe malade. »

Aujourd'hui, les chercheurs s'intéressent à l'importance et au rôle de la psychologie, notamment dans le déclenchement des cancers. C'est une question importante mais difficile à cerner, car les relations entre facteurs psychologiques et cancer ne sont pas simples puisqu'associées à d'autres. Pourtant, une série d'études montrent l'influence des aspects psychologiques dans l'apparition de cancer.

Une chercheuse américaine, Lydia Temoshok, s'est intéressée à des types de comportements ou traits de personnalité appelés personnalité de type C, qui prédisposent au cancer de la même manière que le type A prédispose aux maladies coronariennes. Elle a ainsi recensé un ensemble de réactions qui caractérisent une personnalité de type C : c'est quelqu'un d'aimable, coopératif, agréable, dépendant des autres, ayant un grand sens des responsabilités et oubliant ses propres sentiments, soumis à l'autorité et aux normes sociales, refoulant ses émotions négatives, notamment ses sentiments agressifs, évitant les conflits et sujet à la dépression. Elle a testé la valeur pronostique de ces traits de personnalité et dégagé leur rôle dans le déclenchement d'un cancer, à savoir qu'ils représentent un facteur de risque élevé, en particulier par rapport à certains cancers comme celui du sein ou de la peau.

Parmi les traits de personnalité de type C, celui de la répression émotionnelle a fait l'objet de nombreuses investigations à partir de l'observation de nombreux patients. Ces travaux ont mis en évidence des caractéristiques récurrentes, marquées par l'incapacité d'exprimer ou de décrire ses émotions, et qui sont désignées par le terme d'alexithymie.

Des chercheurs ont fait passer des tests de personnalité à 200 femmes avant un examen de mammographie. Après cet examen, on a diagnostiqué un cancer chez 13 d'entre elles. En comparant leurs réponses au test de personnalité à celles des autres femmes, les chercheurs ont constaté qu'elles présentaient des caractéristiques beaucoup plus prononcées de répression émotionnelle (Todarello *et al.*, 1989).

D'autres recherches (Grossarth-Maticek, 1988, 1990) ont permis de dégager des traits psychologiques complémentaires prédisposant au cancer. Ainsi, les sujets très dépendants d'une personne ou d'une situation vécue comme idéale, ayant une faible estime de soi et la peur d'être abandonnés par celui ou celle que l'on a idéalisé, sont également les plus prédisposés à développer un cancer. Les résultats de ces études ont en effet établi une mortalité par cancer très supérieure chez ces sujets, comparée à celles des maladies cardiovasculaires.

À la suite de ces travaux, McKenna *et al.* (1999) ont effectué une méta-analyse sur 46 études portant sur les relations entre les traits psychologiques de la personnalité de type C et le développement du cancer du sein. Leurs analyses statistiques ont montré une corrélation significative du cancer du sein avec le refoulement émotionnel et l'évitement de conflit.

Dans d'autres études (Kune, 1991), ces mêmes traits de personnalité se sont trouvés associés à la survenue d'autres cancers, comme le cancer colorectal. Les résultats ont en effet montré que des émotions négatives, le besoin de montrer aux autres qu'on est quelqu'un de bon, ainsi que l'évitement des conflits représentaient des facteurs de risque indépendamment des facteurs de risque habituellement pris en compte dans ce type de cancer, comme le type d'alimentation, la consommation d'alcool ou des antécédents héréditaires.

Conclusion

Les connaissances des maladies centrées sur le purement médical ne permettent pas à elles seules d'expliquer la survenue d'une maladie. Divers aspects psychologiques et traits de personnalité jouent également dans la survenue d'une maladie et constituent un facteur de risque qui se conjugue à d'autres. La maladie n'est donc pas qu'une question de cellules et de gènes. Le rôle des facteurs psychologiques dans le déclenchement et l'évolution des maladies doit également être pris en compte, même s'il ne peut être « mesuré » avec les mêmes unités de mesure que celles qui valident les impacts biologiques.

43 Pourquoi votre corps se défend-il moins bien lorsque vous êtes stressé ?

Effet du stress sur le système immunitaire

Aujourd'hui, le stress est considéré comme un facteur associé à une variété de maladies. Un nouveau courant de recherches s'est intéressé aux voies physiologiques empruntées par le stress et les états émotionnels pour affecter notre santé et altérer de ce fait nos défenses immunitaires.

La psychoneuroimmunologie est cette nouvelle spécialité qui étudie les interactions entre le système nerveux et le système immunitaire. Elle est basée sur le fait que le stress d'une personne peut influencer son système immunitaire *via* le système nerveux et donc être susceptible de déclencher certaines maladies.

Il faut rappeler que le système immunitaire a pour rôle essentiel de reconnaître et d'éliminer les substances étrangères à l'organisme, appelées antigènes. L'activité du système immunitaire comporte deux processus : celui de l'immunité cellulaire et celui de l'immunité humorale. La réponse immunitaire cellulaire fait intervenir des types particuliers de globules blancs, appelés lymphocytes, soit pour produire des anticorps spécifiques (lymphocytes B), soit pour établir un contact avec les cellules envahisseuses afin de les détruire ou pour assurer une bonne réponse immunitaire (lymphocytes T). La recherche s'est notamment intéressée aux répercussions du stress sur le système immunitaire et à sa capacité

d'altérer les réponses immunes de l'organisme face aux agents infectieux.

Deux psychologues nord-américains, Suzanne Segerstrom et Gregory Miller (2004), ont effectué une méta-analyse sur près de 300 études menées ces 40 dernières années et publiées dans des revues scientifiques entre 1960 et 2001 sur la relation entre le stress psychologique et l'immunité. Au total, quelque 18 941 personnes de tous âges et plutôt en bonne santé ont participé à ces études. Leurs résultats apportent une confirmation fondamentale, à savoir que le stress altère bel et bien l'immunité d'un individu. Ils ont ainsi distingué 5 catégories de stress :

- le stress aigu limité au cours de tests de laboratoire (parler en public, calcul mental) ;
- les facteurs de stress bref en milieu naturel : les défis courts de la vie réelle (examens académiques) ;
- les séquences d'événements stressants : la perte d'un conjoint ou une catastrophe naturelle majeure provoquant une succession de stress mais avec le sentiment que cela ne durera pas indéfiniment ;
- le stress chronique : il envahit la vie d'une personne avec des exigences omniprésentes qui la forcent à restructurer son identité ou son rôle social sans aucune perspective d'amélioration ou de répit (blessures entraînant une invalidité permanente, prise en charge d'un conjoint souffrant de démence sévère, expatrié à la suite d'une guerre) ;
- les facteurs de stress différé : les expériences traumatiques qui ont eu lieu dans un passé lointain mais qui peuvent continuer à altérer le système immunitaire en raison de séquelles émotionnelles et cognitives durables (maltraitances, traumatismes de combat, prisonniers de guerre).

Ils ont aussi examiné les effets de divers facteurs de stress sur divers paramètres des réponses immunitaires, tels que l'immunité naturelle et l'immunité spécifique. L'immunité naturelle, on le sait, produit une réponse rapide et non spécifique. Ce sont toutes les cellules qui peuvent attaquer de nombreux agents pathogènes, accompagnées de fièvre et d'inflammation. L'immunité spécifique est une réponse plus lente mais plus efficace, qui est produite par les lymphocytes (cellules T et cellules B). Elle englobe à la fois les réponses cellulaires qui luttent contre les agents pathogènes à l'intérieur des cellules (virus) et les réponses humorales qui luttent contre les agents pathogènes à l'extérieur des cellules (bactéries, parasites).

Les scientifiques ont identifié des marqueurs sanguins de ces différentes réponses immunitaires. En conséquence, Segerstrom et Miller (2004) ont été en mesure d'évaluer comment les différents types de réponses immunitaires étaient corrélés avec différents types de stress. Pour eux, les résultats de la méta-analyse confirment le fait que les événements stressants sont associés de manière fiable à des modifications du système immunitaire et que les caractéristiques de ces événements sont importantes dans la détermination du type de changement qui se produit. Ainsi, les événements stressants aigus produisent une réponse en termes de « combat/fuite » et conduisent le système immunitaire à une préparation adaptative à une éventuelle infection ou blessure. Ce sont les facteurs de stress chronique qui ont été le plus fortement associés à une régression globale du système immunitaire. Ainsi la durée du stress joue dans ce cas un rôle essentiel : plus le stress se prolonge, plus le système immunitaire passe de changements potentiellement adaptatifs à des changements potentiellement préjudiciables.

De la sorte, ce type de stresseurs qui bouleversent la réalité psychique d'une personne sans espoir d'« une lumière au bout du tunnel » pourrait avoir le plus grand impact psychologique et physiologique.

Enfin, Segerstrom et Miller (2004) ont constaté que l'âge et l'état de maladie rendent une personne plus vulnérable au stress, et de ce fait ils associent ces facteurs à une diminution de la fonction immunitaire. Ils attribuent cela à la façon dont la maladie et l'âge rendent plus difficile la capacité du corps à s'autoréguler. Ces chercheurs considèrent donc que la façon dont les facteurs de stress induisent des changements dans le système immunitaire a des implications significatives sur la vulnérabilité aux maladies des êtres humains bien portants. Pour eux, le champ de la psychoneuroimmunologie a maintenant pour tâche de déterminer si les modifications du système immunitaire sont les raisons qui font du stress un facteur potentiel de maladie.

D'autres chercheurs (Herbert et Cohen, 1993) avaient déjà entrepris une méta-analyse sur 38 études portant sur la relation entre le stress et l'immunité. Ils avaient abouti aux mêmes conclusions, à savoir que le stress entraîne systématiquement des changements au niveau du fonctionnement immunitaire. Ils ont également observé que la réponse immunitaire variait en fonction de la durée de la source de stress. Cet aspect a été étudié notamment dans les situations relationnelles qui ont montré un lien entre le statut relationnel et l'état de santé. Ces liens entre la qualité des relations et l'état de santé ont été explorés dans le contexte du stress et du rôle du système immunitaire.

Kiecolt-Glaser *et al.* (1987, 2003) ont évalué à l'intérieur du mariage les relations entre la qualité du couple et le fonctionnement immunitaire.

Dans leur première étude (1987), leurs résultats ont indiqué qu'une mauvaise qualité relationnelle se traduisait par une tendance à la dépression et par un affaiblissement du fonctionnement immunitaire. De plus, ils ont observé que les femmes qui s'étaient récemment séparées avaient des réponses immunitaires amoindries comparativement à des femmes mariées. Enfin, il est apparu que le temps écoulé depuis la séparation et l'attachement à l'ex-conjoint étaient des facteurs prédicteurs de la variabilité des réponses immunitaires.

Dans leur seconde étude (2003), ils ont examiné la relation existant entre le taux d'hormones de stress, mesuré durant la première année de mariage, et le statut marital, ainsi que la satisfaction du couple 10 ans après. Les résultats ont montré que ceux qui étaient divorcés avaient durant la première année de mariage un niveau d'hormones de stress plus élevé au cours d'un conflit, durant la journée, et pendant la nuit, que ceux qui étaient encore mariés. De plus, toujours 10 ans après, ceux qui étaient encore en couple mais peu satisfaits de leur relation avaient également un taux d'hormones de stress plus élevé que ceux qui étaient satisfaits de leur couple. Ces données indiquent que les réponses au stress durant la première année de mariage sont des indicateurs qui permettent de prédire l'insatisfaction d'une relation conjugale et le divorce 10 ans plus tard.

Conclusion

La première étude confirme les résultats de nombreux travaux scientifiques ayant montré que parmi les différentes formes de stress, c'est le stress chronique qui affecte et altère le plus le fonctionnement immunitaire. La seconde illustre clairement cette idée, car vivre au quotidien avec un conjoint stressant diminue vos résistances immunitaires. Par conséquent, si votre conjoint vous gonfle, n'attendez pas de développer une maladie pour vous sauver !!!

44 Serez-vous plus facilement malade si vous êtes stressé ?

Événements de vie stressants et maladie

L'une des raisons que l'on invoque régulièrement pour expliquer la survenue d'une maladie ou sa progression, c'est le stress. En effet l'idée que le stress soit responsable de la maladie est fréquemment exprimée par des patients. Qu'en est-il au juste ?

L'idée la plus répandue du lien entre stress et maladie suggère le fait que le stress est pathogène en raison d'une interaction prolongée entre des facteurs physiologiques, comportementaux et psychologiques.

> Johnston (2002) a développé un modèle du lien entre stress et maladie en montrant que le stress peut provoquer une maladie à travers des processus interdépendants qui impliquent notamment des mécanismes chroniques et/ou aigus. Le stress entraîne en particulier des modifications physiologiques du niveau d'activation du système sympathique par la production de catécholamines et du niveau d'activation de l'axe hypothalamo-hyphyso-surrénal à travers la production de cortisol. Ces modifications physiologiques peuvent avoir un effet direct sur la santé et déclencher une maladie.

De nombreux travaux ont ainsi cherché à montrer un lien entre le développement ou la progression d'un cancer et d'importants stress existentiels. En effet, malgré les progrès importants de la médecine au cours des dernières décennies, beaucoup de questions restent posées : pourquoi un cancer apparaît-il ? Pourquoi se développe-t-il de manière parfois foudroyante ? Pourquoi l'organisme ne le combat-il pas dans tous les cas ? Pourquoi les cellules malignes prolifèrent-elles à un moment donné de manière anarchique ? Les recherches les plus convaincantes sont celles qui ont trouvé une relation significative entre des événements de vie particulièrement stressants, comme des ruptures ou la perte de proches, et le cancer, et lorsque ces événements ont été vécus comme la perte d'une raison de vivre.

> McKenna *et al.* (1999) ont effectué une méta-analyse sur le lien entre événements de vie stressants et développement d'un cancer du sein. À cet effet, ils ont sélectionné 46 recherches en considérant 8 catégories de facteurs : anxiété-dépression, environnement familial de l'enfance, personnalité conflictuelle-évitante, déni-répression, expression de la colère,

introversion-extraversion, événements de vie stressants et séparation-perte. Des effets significatifs ont été trouvés pour le déni – répression, les expériences de séparation et de perte, et les événements de vie stressants.

Concernant les événements de vie stressants, Leshan (1959) avait déjà fait la synthèse de 75 études portant sur les facteurs psychosociaux dans le développement du cancer. Elle a relevé que parmi les événements graves, comme le décès d'un proche, c'est le fait qu'il corresponde à l'expérience d'une perte affective essentielle qui est le facteur prédictif le plus important dans la survenue de cancers.

Afin d'évaluer les conséquences d'événements de vie très éprouvants sur la santé, de nombreuses méthodes ont été élaborées pour identifier quels stress de la vie ont le plus d'impact psychologique.

Holmes et Rahe (1967) ont été parmi les premiers à construire une échelle de mesure des événements de vie les plus importants. Ils sont partis de l'idée qu'un événement stressant est la conséquence de bouleversements majeurs qui impliquent de nouvelles adaptations dans la vie de quelqu'un. De là, ils ont dressé une liste de 43 événements de vie sur la base d'une enquête sur les modes de vie, effectuée auprès de 5 000 personnes. Ils ont attribué à chaque événement une valeur standard et ils ont demandé à un échantillon représentatif de 394 personnes que chacune donne, sur une échelle de 0 à 100, le type d'importance de chaque événement s'il se produisait dans sa propre vie. C'est ainsi que chaque événement fut affecté d'une note moyenne qui indiquait le poids de stress qu'il comportait : 100 pour la mort d'un conjoint, 50 pour le mariage, 73 pour le divorce, etc. L'addition de l'ensemble des points de chaque événement vécu par quelqu'un donne le score total de son stress existentiel. Cette mesure des événements de vie stressants a été appelée « Social Readjustment Rating Scale » (échelle de mesure du réajustement social), dont les 15 premiers items sont présentés dans le tableau 7.2.

Tableau 7.2 – *Premiers items de l'échelle d'évaluation de l'ajustement social (source : Holmes et Rahe, 1967).*

Rang	Situations	Unités de changement
1	Décès du conjoint	100
2	Divorce	73
3	Séparation	65
4	Emprisonnement	63
5	Décès d'un membre de la famille immédiate	63
6	Blessure ou maladie	53
7	Mariage	50
8	Licenciement	47
9	Réconciliation avec le conjoint	45
10	Retraite	45
11	Changement de l'état de santé d'un membre de la famille	44
12	Grossesse	40
13	Troubles d'ordre sexuel	39
14	Arrivée d'un nouveau membre dans la famille	39
15	Changement d'ordre professionnel	39

Les études qui ont utilisé cette méthode ont permis de montrer un lien entre le poids de stress lié à un événement de vie et divers problèmes de santé.

Une étude prospective (Rahe *et al.*, 1970) portant sur 2 500 marins partis pour des missions de 6 à 8 mois a révélé une relation significative entre les types d'événements de vie stressants avant le départ et le nombre de problèmes de santé rencontrés sur le bateau. Selon les évaluations faites par les chercheurs, 70 % de ceux qui avaient obtenu un score total supérieur à 300 et 50 % de ceux ayant eu un score entre 150 et 300 sont tombés malades l'année suivante.

D'autres recherches prospectives (Rahe, 1988) ont montré que des changements de vie importants s'étaient produits deux ans auparavant chez ceux qui étaient tombés gravement malades.

Bien qu'elle ait été l'objet de critiques, cette méthode a été largement utilisée.

Conclusion

Il est difficile de mesurer la « quantité » de stress déclenchée par un événement de vie majeur et subie par un individu. Le lien entre ces stresseurs et le risque de développer une maladie n'est ni certain ni d'une intensité définie dans tous les cas. Ce n'est donc pas l'événement stressant comme tel, mais plutôt la charge de bouleversements qu'il représente pour quelqu'un et son retentissement psychologique qui s'est révélé être le plus important.

45 Pourquoi devient-on cardiaque ?

Effet du style comportemental A sur les maladies cardiovasculaires

Peut-être connaissez-vous des personnes cardiaques autour de vous. Vous êtes-vous déjà demandé ce qui provoque cette maladie ?

Ce sont deux cardiologues américains, Friedman et Rosenman (1959), qui, parmi les premiers, se sont demandé si les traits de personnalité et de comportement pouvaient expliquer la survenue de maladies cardiovasculaires. Leur intérêt fut éveillé par l'étonnement d'un tapissier chargé de refaire le dessus des chaises de la salle d'attente du cabinet du Dr Friedman, et qui lui signala que seuls les rebords avant étaient tous usés, comme si les patients impatients, aux aguets, inquiets, pressés, s'étaient seulement assis sur le bord des sièges. Cette observation les amena à porter leur attention sur le fait que la majorité de leurs patients étaient stressés et agressifs, focalisés sur leur réussite sociale, et obsédés par le temps. Ils se demandèrent donc s'il pouvait y avoir un lien entre les maladies cardiovasculaires de leurs patients et ce type d'attitudes.

Ils entreprirent une étude portant sur 3 000 hommes âgés de 35 à 59 ans, et qui dura 9 années. Au cours de cette recherche, les consultations avec les patients portaient sur leur travail et leurs habitudes alimentaires, et ils notaient leur manière de s'exprimer ainsi que d'autres aspects de leur comportement. Ils parvinrent ainsi à dégager une forme de comportement qu'ils appelèrent « type A » pour définir les patients les plus réactifs, les plus agressifs, les plus impatients, ceux qui avaient tendance à se mettre le plus en colère et qui se conduisaient brutalement. Ils appelèrent « type B » ceux qui étaient plus décontractés et plus calmes. À la fin de leur étude, ils ont observé que 69 % de ceux qui avaient eu une crise cardiaque durant cette période relevaient du type A. À partir de là, ils ont défini un profil comportemental défini comme la personnalité de type A et dont les traits constituent des facteurs de risque des cardiopathies coronariennes. Par la suite, les caractéristiques de ce profil de personnalité ont été dégagées à partir de questionnaires comme celui de Barefoot (1992), dont le tableau 7.3 présente quelques items à titre d'exemple.

Tableau 7.3 – *Exemples d'items du questionnaire de Barefoot.*

1. Y a-t-il des moments où vous vous sentez sous pression ?
2. Vous considérez-vous comme quelqu'un de travailleur et ambitieux ou de détendu et facile à vivre ?
3. Quand vous êtes en colère, le faites-vous savoir à votre entourage ? Comment le manifestez-vous ?
4. Emmenez-vous du travail à la maison ? Le faites-vous souvent ?
5. Si un véhicule dans votre file, devant vous, roule trop lentement, cela vous agace-t-il ? Que faites-vous alors ?
6. Qu'est-ce qui vous irrite le plus, votre travail ou les gens avec lesquels vous travaillez ?
7. Mangez-vous/marchez-vous rapidement ? Quand vous avez fini de manger, restez-vous à table ou partez-vous aussitôt ?
8. Vous pressez-vous la plupart du temps ?

Des recherches ultérieures (Matthews *et al.*, 1977) ont révélé qu'au sein du profil de comportement de type A, c'est particulièrement l'hostilité et la colère associées à des réactions agressives qui s'avèrent les composantes les plus toxiques. C'est donc l'impact spécifique de certaines caractéristiques psychologiques, dont le rôle particulièrement toxique de l'hostilité, qui constitue le facteur de risque des maladies cardiovasculaires. De nombreuses études prospectives ont démontré que c'est le profil comportemental de type A associé à un niveau élevé d'hostilité qui représente un facteur de risque significatif de développer une maladie cardiovasculaire, et indique que le risque de mortalité est significativement plus élevé chez des personnes qui sont à la fois hostiles et ont une colère rentrée (Hecker *et al.*, 1988). Aujourd'hui, on estime que ces facteurs psychologiques sont tout à fait fiables et rendent le mieux compte des risques cardiovasculaires.

D'autres études (Williams, 1993) ont confirmé que ce qui est véritablement toxique pour les personnes de type A, ce n'est pas tant le fait d'avoir une vie trépidante, mais plutôt les émotions négatives comme l'hostilité ou la colère associées à des réactions agressives. Ces caractéristiques psychologiques ne sont pas seulement des facteurs de risque susceptibles de développer une maladie coronarienne, mais également un facteur déclencheur de la maladie.

Le comportement de type A prédit donc plus sûrement la survenue d'une maladie cardiovasculaire que les autres facteurs de risque plus couramment présentés, comme le tabagisme, l'obésité, un style de vie sédentaire. Selon Friedman et Rosenman, les trois quarts des hommes qu'ils ont examinés répondent à ce schéma de comportement derrière lequel se cachent une colère et une hostilité importantes, que les personnes concernées l'admettent ou non.

> Dans le prolongement de leurs travaux, un psychologue fit une expérience dans laquelle il confronta des hommes de type A et de type B à des situations où ils devaient faire face à des événements perçus comme menaçants. Il les plaça dans une pièce où ils furent soumis à des bruits très violents. Il leur demanda ensuite d'effectuer une tâche perçue comme frustrante. Il est apparu que les hommes de type A avaient plus tendance à s'épuiser et étaient plus sérieusement affectés par ce qu'ils ne pouvaient pas contrôler. Ils réagissaient moins efficacement que les hommes de type B en adoptant une attitude d'impuissance et de désespoir (Glass, 1977).

Les personnes de type A semblent donc avoir des comportements qui les exposent à des situations stressantes du fait qu'ils vont se fixer des objectifs plus élevés et s'enferment dans un cercle vicieux qui va de l'échec à la surenchère, ce qui leur fait courir encore plus de risques.

Conclusion

Ces études ont l'intérêt de montrer que notre style de comportement a des conséquences importantes sur notre santé, tout autant que notre mode d'alimentation ou notre mode de vie, et est considéré aujourd'hui comme un facteur de risque cardiovasculaire. Par conséquent, si vous êtes quelqu'un d'ambitieux, d'agressif, d'hostile, de compétitif, et que vous n'hésitez pas à écraser les autres pour parvenir à vos fins, vous faites partie de la catégorie de personnes qui a statistiquement le plus de chances de faire un infarctus. Pensez donc à consulter régulièrement un cardiologue !

8 Face à la maladie

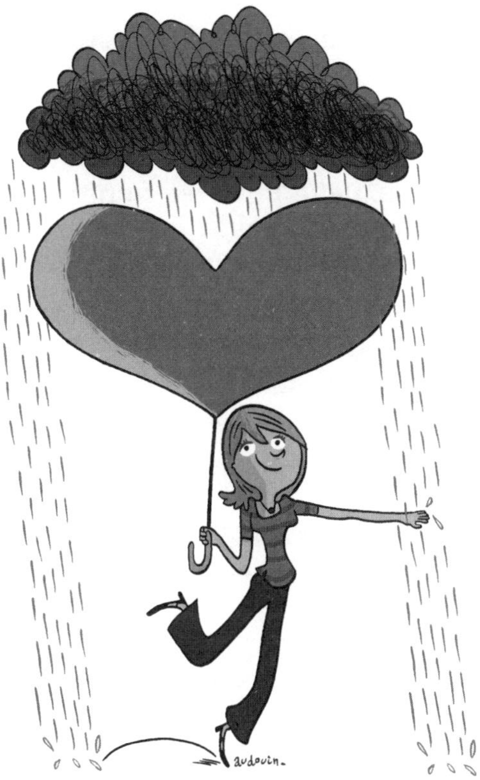

Sommaire

46 Pourquoi vous sentez-vous mieux dès que vous sortez de chez le médecin ?

Effet de l'attitude du médecin sur le rétablissement de ses patients

N'avez-vous jamais remarqué que parfois vous vous sentez mieux une fois que vous avez vu votre médecin, et avant même d'avoir commencé le traitement qu'il vous a prescrit ? Le médecin lui-même peut en effet avoir un potentiel thérapeutique. Outre ses compétences médicales, la façon dont il reçoit ses patients et dont se déroule la consultation peut avoir un effet non négligeable sur la guérison.

Thomas (1987) a ainsi cherché à évaluer dans quelle mesure le déroulement et l'issue d'une consultation pouvaient influencer la santé des patients. Il a pour cela suivi 200 patients qui se sont présentés à une consultation de médecine générale au centre médical Aldermoor (Royaume-Uni). Ces patients venaient consulter pour des symptômes mineurs (toux, froid, douleurs abdominales, lombalgies, vertiges, douleurs des jambes, maux de tête, fatigue, nez bouché, douleurs musculaires, etc.) et sans aucune cause physique détectée. Il s'agissait donc ici de ne prendre en compte que des patients avec des problèmes de santé mineurs, et qui ne présentaient aucune pathologie nécessitant un traitement spécifique.

Ces 200 patients étaient répartis en 4 groupes expérimentaux de 50 sujets selon le type et l'issue des consultations : consultation positive ou négative, avec ou sans traitement médical prescrit. Dans le groupe « consultation positive », le médecin donnait un diagnostic clair au patient et lui indiquait qu'il irait mieux d'ici quelques jours. Le médecin pouvait soit lui prescrire un traitement, en lui précisant que celui-ci serait efficace, soit ne rien lui prescrire, en lui expliquant que ses symptômes ne nécessitaient aucun traitement et passeraient tout seuls. Dans le cas d'une consultation négative, le médecin indiquait au patient qu'il ne pouvait pas être certain de ce qu'il avait, et ajoutait soit « c'est pourquoi je ne vous prescris aucun traitement » soit « je ne suis pas sûr que le traitement que je vous prescris aura un effet ». Les consultations négatives, avec ou sans traitement prescrit, se concluaient toutes en précisant au patient que s'il n'allait pas mieux d'ici quelques jours, il devait revenir.

Dans les deux conditions où le médecin prescrivait un traitement à son patient (consultation positive ou négative), il ne s'agissait en fait que d'un placebo.

Une fois la consultation terminée, la réceptionniste indiquait au patient qu'une enquête de satisfaction était actuellement menée auprès des patients et lui demandait s'il voulait bien compléter ce questionnaire de satisfaction avant de partir. Celui-ci avait pour but d'évaluer notamment la satisfaction à l'égard de la relation médecin-patient.

Deux semaines plus tard, on demandait aux patients s'ils allaient mieux et au bout de combien de jours après la consultation ils s'étaient sentis mieux.

Concernant le questionnaire de satisfaction « à chaud », il apparaît que les patients sont globalement plus satisfaits d'une consultation positive que d'une consultation négative. À la question « dans quelle mesure vous sentez-vous mieux depuis que vous avez vu le docteur ? », les patients du groupe « consultation positive » répondent majoritairement qu'ils se sentent beaucoup mieux (39 %) ou un peu mieux (32 %), alors que ceux du groupe « consultation négative » répondent principalement qu'ils ne sentent pas mieux du tout (33 %), beaucoup mieux (22 %) ou un peu mieux (17 %).

Deux semaines après la consultation, on observe un effet significatif du type de consultation sur l'état de santé des patients (figure 8.1) : ceux du groupe « consultation positive » sont plus nombreux (64 %) à aller mieux que ceux du groupe « consultation négative » (39 %). En revanche, on n'observe aucun effet significatif de l'issue de la consultation : 53 % de ceux à qui l'on a prescrit un traitement et 50 % de ceux qui n'ont eu aucun traitement se portent mieux.

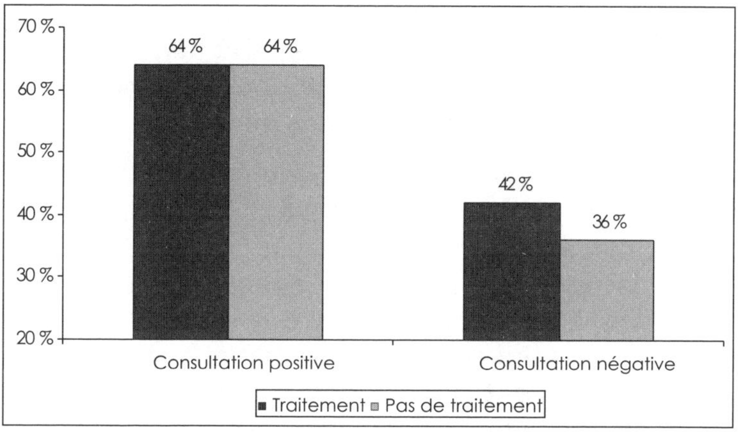

Figure 8.1 – *Pourcentage de patients déclarant se porter mieux après 2 semaines.*

Conclusion

Il semblerait donc que ce soit plus l'attitude du médecin que le fait de suivre un traitement qui influence le rétablissement du patient. Précisons à nouveau ici qu'il ne s'agissait que de patients présentant des problèmes mineurs et sans aucune pathologie lourde.

En d'autres termes, quand votre médecin est sûr que vous irez mieux dans quelques jours, il y a de fortes chances pour que vous alliez effectivement mieux !

47 Pourquoi devez-vous suivre les prescriptions de votre médecin ?

Effet thérapeutique de l'adhésion au traitement

Quand on est malade, on doit se soigner, c'est entendu. Cela signifie la plupart du temps prendre des médicaments et suivre un traitement médical.

La médecine a longtemps considéré à propos de la prescription des médicaments que le plus important était de se conformer à l'avis du médecin : faites ce qu'on vous dit de faire et ça ira mieux. Cependant, aujourd'hui de nouvelles recherches montrent que la seule adhésion à la prescription médicale peut être bénéfique pour la santé indépendamment du fait que les médicaments soient actifs ou ne soient que des placebos.

La publication des résultats du Coronary Drug Project aux États-Unis (1970) a révélé que le meilleur prédicteur de survie à la suite d'une attaque cardiaque n'était pas le fait de prendre le médicament approprié réduisant le taux de lipides, comparativement au placebo, mais la simple adhésion au fait de prendre le médicament peu importe qu'il soit actif ou non. En outre, ces résultats ont montré que les personnes adhérentes avaient, 5 ans après, une mortalité plus faible que les non-adhérentes, tant dans les groupes expérimentaux que dans les groupes placebo.

Dans le cadre d'une vaste étude sur le rôle protecteur des bêtabloquants dans les attaques cardiaques, Horwitz *et al.* (1990) ont voulu vérifier si la non-adhésion au traitement était bien un bon prédicteur du risque de décès. Dans ce but, ils ont cherché à évaluer si la non-adhésion était en outre liée à des caractéristiques sociales et comportementales :

par exemple, ceux qui ne suivent pas correctement les traitements sont-ils aussi des fumeurs qui mènent une vie stressante ?

Cette étude prospective portait sur 3 837 hommes et femmes âgés de 30 à 69 ans, évalués une première fois 6 mois après leur sortie de l'hôpital et ensuite tous les trois mois durant 2 ans. L'évaluation incluait les facteurs psychosociaux, l'adhésion au traitement et les aspects cliniques. Les facteurs psychosociaux concernaient l'isolement social, la dépression, le comportement de type A et les stress existentiels. L'adhésion au traitement était évaluée à partir de l'écart entre la quantité prescrite et la quantité de médicaments effectivement prise. Enfin, les aspects cliniques englobaient la sévérité de l'attaque cardiaque ainsi que les caractéristiques sociodémographiques. Les résultats ont montré que ceux qui n'adhéraient pas au traitement avaient deux fois plus de risque de mourir après un an de suivi que les patients qui faisaient preuve d'une bonne adhésion. C'est donc pour cette raison, et ceci indépendamment du type de médicament pris (bêtabloquant ou placebo) que le fait d'adhérer simplement au traitement médical a divisé par deux le risque de mort des patients.

Conclusion

Aujourd'hui, en moyenne un malade sur deux ne prend pas ses médicaments tels que prescrits (Bauman, 2000). Et dans le cas du Sida, les travaux scientifiques montrent d'une part une forte corrélation entre mauvais suivi des traitements et développement de la maladie, et d'autre part une relation entre bon suivi des prescriptions et diminution de la charge virale (Spire *et al.*, 2002).

Le fait de suivre ce qu'on nous dit sur le plan médical n'est donc pas aussi anodin que cela ! En fait, si vous pensez qu'un traitement va améliorer votre santé, vous allez le suivre. C'est cela qui sera efficace, du fait que vous y croyez, et pas seulement parce que les médicaments sont bienfaisants. Par conséquent, en adhérant au traitement, vous vous attendrez à aller mieux.

48 Peut-on vivre mieux après un infarctus ?

Effet de la prise en charge psychologique sur les maladies cardiovasculaires

Après une maladie, la vie n'est souvent plus comme avant. En particulier pour les séquelles des maladies cardiovasculaires, on s'est demandé si les traitements et régimes parfois draconiens n'étaient pas une raison supplémentaire de la diminution de la qualité de vie.

Comme dans les maladies coronariennes on a clairement établi que le style comportemental de type A apparaissait comme un facteur de risque essentiel. Les chercheurs se sont demandé si le fait d'agir sur ce facteur de risque n'aurait pas des effets bénéfiques sur l'évolution ultérieure. En réalité, peut-on vraiment modifier le comportement de type A ? Et si oui, de telles modifications peuvent-elles améliorer la vie des patients et réduire les risques d'un autre infarctus ?

Le cardiologue américain Friedman et ses collaborateurs (1986) ont conçu des programmes de réhabilitation à la suite d'une crise cardiaque en utilisant des techniques psychocomportementales pour le rétablissement de ces patients. Ils ont réalisé une intervention sur 5 années qui portait sur 862 personnes ayant toutes subi une crise cardiaque. Ces patients ont été répartis en 3 groupes distincts comportant chacun un programme de réhabilitation spécifique : modification du comportement de type A, conseil cardiologique et suivi traditionnel. Le programme centré sur la modification du comportement de type A comprenait des discussions sur les valeurs et les croyances liées au type A, un programme de relaxation et d'exercices respiratoires complétait la rééducation physique, ainsi qu'un programme d'aide à la gestion du stress. Par ailleurs, le traitement de type comportemental portait aussi sur le sentiment d'insécurité personnelle, l'anxiété, et la faible estime de soi qui sous-tendent le profil comportemental de type A. Après un suivi d'environ 5 ans, on a comparé l'état de santé des 592 patients qui ont participé aux programmes centrés sur la modification du profil de comportement de type A à celui des 270 autres qui n'ont bénéficié que de conseils cardiologiques ou d'un suivi traditionnel. Les résultats de cette étude ont d'abord montré les effets positifs de la relaxation : au bout de 5 semaines de suivi, l'état de santé de ceux qui bénéficiaient d'un tel programme s'est amélioré de manière significative en comparaison du groupe qui n'avait suivi qu'une rééducation physique. Ensuite, on a observé qu'à partir de la 3e année de suivi, le risque de refaire un nouvel infarctus différait significativement entre les 2 groupes avec 14 % de récidive dans le groupe qui n'avait pas suivi le traitement de type comportemental, alors que ce pourcentage n'était que de 7,6 % dans l'autre groupe. La figure 8.2 illustre l'évolution de l'état de santé et le risque de récidive dans les 2 groupes.

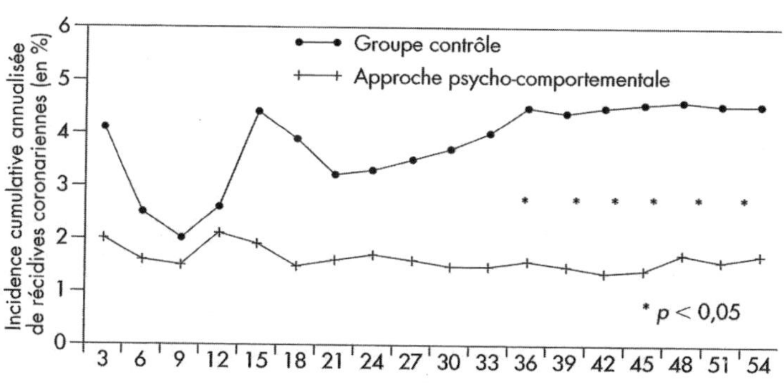

Figure 8.2 – *Incidence cumulative annualisée des récidives coronariennes (d'après Friedman* et al., *1986) (source : Bruchon-Schweitzer et Quintard, 2001, p. 43).*

Conclusion

Après un infarctus, on préconise à juste titre des traitements centrés pour la plupart sur un régime alimentaire, l'exercice physique et, de façon plus générale, sur un mode de vie plus équilibré. En réalité, on sait aujourd'hui que la psychologie joue également un rôle non négligeable dans le rétablissement des patients. Si le comportement de type A est un facteur de risque, c'est en le modifiant que l'on diminue le risque de récidive.

Par conséquent, si vous êtes quelqu'un d'ambitieux, d'agressif, d'hostile, de compétitif, et que vous n'hésitez pas à écraser les autres pour parvenir à vos fins, une prise en charge psychologique peut vous aider à changer pour (re)devenir quelqu'un de plus calme, plus serein, plus aimable, plus décontracté.

49 Quelle vie sexuelle pour les femmes après un cancer du sein ?

Effet du cancer du sein sur la sexualité

Le cancer du sein est le plus élevé des cancers en France. Avec plus de 43 000 femmes atteintes chaque année, il représente environ 35,7 % des cancers féminins et touche une femme sur neuf dans les pays occidentaux. Il concerne majoritairement des femmes jeunes et actives. En effet, près de la moitié ont moins de 69 ans.

Si le cancer du sein est de mieux en mieux dépisté et traité, un aspect de cette maladie est encore peu considéré : quelles sont ses conséquences sur la féminité, l'image du corps, la sexualité, la vie intime ?

L'institut Curie a publié en 2008 les résultats d'une étude effectuée auprès de femmes ayant été traitées pour un cancer du sein dans cet institut. L'objectif était précisément de mieux connaître l'impact des traitements sur les problèmes et les symptômes relatifs à la qualité de vie, ainsi que l'impact de la maladie proprement dite sur l'image du corps et la sexualité. Sur les 850 femmes qui ont été sélectionnées, 453 ont accepté de participer à l'étude et 378 ont effectivement répondu au questionnaire. L'âge moyen est de 53 ans, 76 % sont mariées ou vivent en couple, 46 % ont suivi une chimiothérapie, 61 % ont eu un traitement hormonal et 14 % ont effectué une reconstruction du sein.

Tableau 8.1 – *Pourcentage de réponses aux items du CSF pour les femmes après traitement d'un cancer du sein et les femmes de la population générale.*

Fréquence des rapports sexuels/mois	**0**	**1-2**	**3-4**	**> 5**
Échantillon enquête CSF	1,1 %	13,3 %	21,5 %	64,1 %
Échantillon femmes après cancer du sein	2,6 %	30,9 %	34,7 %	31,7 %
Rapports sexuels douloureux	**souvent**	**parfois**	**rarement**	**jamais**
Échantillon enquête CSF	0,9 %	14,7 %	11,5 %	72,9 %
Échantillon femmes après cancer du sein	15,1 %	24,4 %	18,6 %	41,8 %
Absence ou manque de désir sexuel	**souvent**	**parfois**	**rarement**	**jamais**
Échantillon enquête CSF	8,6 %	37,6 %	23,7 %	30,1 %
Échantillon femmes après cancer du sein	32,2 %	31,8 %	23,2 %	16,1 %
Difficulté à atteindre l'orgasme	**souvent**	**parfois**	**rarement**	**jamais**
Échantillon enquête CSF	8,1 %	34,4 %	29,1 %	28,5 %
Échantillon femmes après cancer du sein	15,4 %	24,4 %	28 %	33,1 %

Les résultats (tableau 8.1) révèlent globalement qu'après un cancer du sein, c'est le sentiment de sa féminité qui se trouve perturbé, lié à une image du corps ébranlée et une sexualité également affectée. La moitié des femmes ayant répondu à cette enquête exprimaient une souffrance psychologique allant de l'anxiété à la dépression, 26 % des femmes interrogées étaient insatisfaites de l'image de leur corps et se sentaient sexuellement moins attirantes, 41 % estimaient être affectées sur le plan sexuel par le cancer ou les traitements, 62 % ressentaient un manque de désir sexuel et, pour 43 % d'entre elles, la capacité d'avoir un orgasme avait diminué. En outre, 24 % estimaient que leur vie sexuelle n'était pas vraiment satisfaisante et 20 % qu'elle n'était pas satisfaisante du tout. Au niveau des rapports sexuels, si 20 % ont ressenti une distance émotionnelle dans le couple en raison du cancer ou des traitements, la fréquence des rapports sexuels a quant à elle diminué chez plus de la moitié d'entre elles, et 19 % affirment ne pas du tout en être satisfaites. Le tableau ci-dessous présente le pourcentage des réponses à divers items.

Toutefois, des différences notoires apparaissent en fonction des interventions chirurgicales et des types de traitement. Ainsi, après une chirurgie limitée qui préserve le sein, l'image du corps et la sexualité sont moins perturbées qu'après une ablation du sein. De plus, les femmes ayant suivi une chimiothérapie ou une hormonothérapie sont plus affectées dans leur sexualité que les autres. Enfin, un grand nombre de ces femmes ont perçu rétrospectivement un manque d'information quant à l'impact du cancer du sein et des traitements sur la sexualité.

Les résultats des entretiens réalisés auprès de 20 femmes ont d'abord montré qu'elles percevaient un décalage entre d'un côté la masse des informations sur le cancer du sein, et de l'autre le peu de données concernant les conséquences sur leur intimité et leur sexualité.

Une autre étude s'est intéressée aux conséquences d'une mastectomie sur la vie sexuelle et la santé mentale des patientes.

Maguire *et al.* (1978) avaient déjà montré qu'après une mastectomie, les femmes présentaient significativement plus de problèmes sexuels, mais également plus de troubles d'anxiété et de dépression. Ils ont ainsi réalisé des entretiens cliniques avec 125 femmes afin d'évaluer leurs problèmes sexuels et leurs symptômes d'anxiété et de dépression. Ces patientes étaient incluses dans l'étude au moment où elles se présentaient pour réaliser une mastectomie car un cancer du sein était suspecté. À la suite de cette biopsie, elles étaient réparties en deux groupes : le groupe expérimental était constitué de 75 femmes présentant un cancer du sein et devant subir une mastectomie, et le groupe contrôle comprenait 50 femmes présentant une maladie bénigne des seins et appareillées au groupe expérimental selon leurs caractéristiques sociodémographiques. Les entretiens cliniques ont été réalisés avant la biopsie, après les résultats, 4 mois après et 1 an après la mastectomie.

Les résultats indiquent que les patientes des deux groupes présentent autant de symptômes d'anxiété et de dépression avant la biopsie qu'après les résultats. En revanche, quatre mois et un an après la mastectomie, les patientes présentant un cancer du sein ont fait part de significativement plus de problèmes sexuels et de symptômes d'anxiété et de dépression que les patientes du groupe contrôle.

Conclusion

Le cancer du sein entraîne chez beaucoup de femmes un sentiment de dévalorisation et d'atteinte de leur féminité. La chirurgie change leur image corporelle et les traitements bouleversent souvent leur intimité. Les difficultés rencontrées dans leur vie intime ne sont que rarement, voire jamais abordées lors du suivi médical. Beaucoup de femmes n'osent pas aborder avec leur médecin ces questions intimes survenues à l'occasion du cancer et des traitements. Face à ces difficultés, l'étude a permis de soulever l'importance de l'information relative aux conséquences d'un cancer du sein sur la vie intime et sexuelle. Elle devrait se concrétiser par la mise en place d'une consultation spécialisée dans la perspective d'une optimisation de la prise en charge globale des femmes atteintes de cancer du sein et exprimant des problèmes intimes et sexuels.

50 Pourquoi ne faut-il pas baisser les bras quand on est gravement malade ?

Effet de l'évaluation positive de ses capacités sur la maladie

Aujourd'hui, les progrès de la médecine ont considérablement accru les chances de survie des malades. Les patients atteints de cancers récupèrent souvent face aux difficultés physiques, psychologiques et sociales rencontrées. Mais, tant sur le plan physique que psychologique, beaucoup de malades gardent des séquelles pour le reste de leur vie et font l'expérience d'une grande vulnérabilité qui peut se traduire par de l'anxiété, de la dépression et un sentiment de perte de contrôle.

Les chercheurs étudient depuis de nombreuses années la façon dont les malades atteints notamment de cancer s'adaptent ou essayent de s'adapter à leur situation éprouvante.

Au cours d'une étude, Hamama-Raz *et al.* (2007) ont suivi 300 personnes atteintes du cancer de la peau (182 femmes et 118 hommes), qui avaient été traitées dans deux grands centres médicaux en Israël, ce pays ayant le troisième taux de mélanomes le plus élevé au monde, après l'Australie et la Nouvelle Zélande. 81,6 % des patients ont été diagnostiqués au premier niveau d'un mélanome malin et 18,4 % au niveau 2. Les instruments de mesure utilisés étaient des questionnaires d'autoévaluation portant sur l'adaptation perçue à la maladie (notamment le Mental Health Inventory de Vert et Ware et le Cognition Appraisal of Health Care de Kessler).

Les résultats ont montré que de toutes les variables, c'est l'évaluation cognitive, c'est-à-dire la façon dont les malades perçoivent et ressentent positivement ou négativement leur état de santé, qui est de loin le facteur le plus important de l'adaptation à la maladie. Moins les répondants ont le sentiment de menace au cours de leur maladie et plus leur sens du défi est élevé. Par ailleurs, plus leur estimation de leur capacité à faire face à la situation est élevée, d'autant meilleure est leur adaptation. Les chercheurs ont également constaté que ni le stade du cancer au moment du diagnostic ni le temps écoulé depuis le diagnostic n'étaient des prédicteurs significatifs de leur bien-être ou de leur détresse.

En résumé, cette étude montre que les facteurs subjectifs, notamment l'évaluation cognitive, sont plus fortement associés à l'adaptation des personnes atteintes de cancer que les seuls facteurs médicaux. Ce résultat a des implications pratiques pour la relation avec les malades. Cela signifie que les soignants pourraient par exemple aider les malades dans leur adaptation psychologique en contribuant à réduire leur évaluation de la menace et à accroître leur croyance en leur capacité à faire face à la situation. Concernant les processus d'adaptation, les caractéristiques sociales jouent également un rôle important. Parmi celles-ci, l'impact le plus grand semble être le statut matrimonial.

Les personnes mariées ont déclaré un bien-être meilleur et moins de détresse que les célibataires. En outre, elles évaluent leur capacité de s'adapter à la situation comme étant supérieure à celle des non-mariés. Les effets bénéfiques du mariage ont été soulignés dans d'autres recherches sur les malades du cancer (Schnoll *et al.*, 2002).

De nombreuses autres recherches ont trouvé une relation entre l'adaptation et une meilleure qualité de vie chez les malades de cancer.

Une étude portant sur 220 femmes ayant été diagnostiquées avec un cancer du sein 3 ans auparavant a cherché à connaître la façon dont elles s'adaptaient à leur état et les conséquences sur leur qualité de vie (Manuel *et al.*, 2007). Ces femmes étaient âgées de 25 à 50 ans, avec un âge moyen de 43 ans ; 82 % étaient mariées ou vivaient en couple. Seules les femmes qui avaient un cancer du sein à un stade de I à III ont été retenues : 44 % avaient subi une mastectomie, 66 % une chimiothérapie et 69 % une radiothérapie. Les objectifs de cette recherche consistaient d'abord à identifier les types d'adaptation utilisés par les femmes en réponse à un diagnostic de cancer du sein ; ensuite à déterminer si elles utilisaient des stratégies d'adaptation non couvertes par les échelles d'évaluation ; enfin à examiner comment elles avaient eu recours à différentes stratégies d'adaptation pour faire face à des problèmes spécifiques de stress. À travers ces trois objectifs, il s'agissait de mieux comprendre comment les femmes réagissaient à ces difficultés spécifiques et quelles étaient les adaptations qu'elles considéraient comme réussies. L'enquête comprenait un questionnaire d'évaluation (le WOC-CA, Way of Coping Cancer) et un entretien avec chaque malade. La méthodologie utilisée a cherché à tenir compte d'un certain nombre de problèmes spécifiques liés au cancer, comme par exemple les facteurs de stress liés à la chimiothérapie.

Les résultats montrent trois types de réponses. Tout d'abord, les stratégies d'adaptation les plus utilisées sont la restructuration cognitive positive, c'est-à-dire une façon de trouver des points positifs dans la situation que l'on vit. Viennent ensuite les pensées orientées sur des désirs et des projets, et enfin les changements apportés pour rendre la vie plus confortable. En deuxième lieu, les formes d'adaptation auxquelles elles recourent et qui ne sont pas mentionnées dans les questionnaires sont l'expression des émotions ainsi que la recherche de soutien social. En troisième lieu, face aux difficultés spécifiques du cancer du sein (anxiété, dépression, peur et incertitude par rapport à l'avenir), les résultats indiquent clairement que la meilleure façon de s'adapter, c'est l'aide sociale, l'activité physique et la spiritualité.

Conclusion

Ces études, qui portent sur diverses formes d'adaptation aux facteurs de stress liés au cancer, soulignent notamment l'importance de la restructuration cognitive positive et du soutien social comme des éléments très bénéfiques pour le bien-être et la qualité de vie. Le fait de croire en ses ressources personnelles pour faire face à la maladie est un moteur puissant pour surmonter cette épreuve.

51 Pourquoi aller voir un psy quand on a un cancer ?

Effet de la prise en charge thérapeutique

Depuis quelques décennies, des chercheurs mènent des études sur l'intérêt des thérapies psychologiques pour des patients ayant un cancer. Les données recueillies suggèrent que ces prises en charge psychologiques améliorent le bien-être des malades.

Au cours d'une étude réalisée sur 86 femmes atteintes du cancer du sein avec métastases et suivant un traitement médical, Spiegel *et al.* (1989) ont voulu savoir si une thérapie sous forme de travail de groupe pouvait avoir un effet sur la durée de vie de ces patientes. Dans ce but, ils ont choisi des malades au hasard et leur ont proposé de participer toutes les semaines pendant un an à un groupe bénéficiant d'une aide psychologique. Cinquante femmes ont participé à cette démarche qui consistait à leur permettre d'exprimer leurs émotions, leurs craintes et leurs espoirs en partageant leur expérience avec d'autres. En outre, elles ont été entraînées à l'autohypnose pour les aider à contrôler leur douleur.

Les résultats ont indiqué qu'à la fin de cette prise en charge psychologique, les femmes étaient moins anxieuses, avaient moins de troubles de l'humeur, moins de douleurs et meilleur moral que celles qui n'avaient que le suivi médical (groupe contrôle).

Cette étude a mis en évidence l'amélioration de la qualité de vie de ces malades, qui s'est traduite notamment par une diminution de la détresse émotionnelle liée au cancer. Mais lorsqu'ils ont évalué ultérieurement la durée de survie de ces patientes dans les 2 groupes (figure 8.3), ils ont constaté que celle du groupe contrôle était de 18,9 mois, alors que celle du groupe ayant participé au suivi psychothérapeutique était pratiquement le double, soit 36,8 mois.

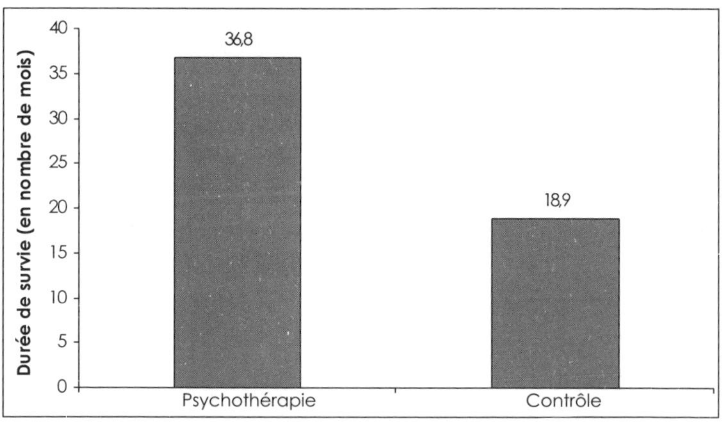

Figure 8.3 – *Durée de survie des patientes (en nombre de mois).*

Ce résultat a surpris les chercheurs, car ils s'attendaient à ce que l'expression des émotions ait un effet positif sur le moral des malades, mais ils ne pensaient pas que de telles conséquences psychologiques auraient à leur tour un impact sur le cours de la maladie.

D'autres équipes scientifiques ont repris ce type de démarches et sur une dizaine d'études effectuées pour vérifier la validité de cette approche, la moitié ont révélé un lien direct entre un suivi thérapeutique de type « expression des émotions et soutien psychologique » et une prolongation de la durée de vie.

Une autre étude a examiné les changements psychologiques chez des patients atteints de cancer et ayant eu un suivi psychothérapeutique (Greer *et al.*, 1992). Face au grand nombre et à la variété des procédures psychothérapeutiques existantes, ainsi qu'à la difficulté d'évaluer de façon rigoureuse leurs effets, les chercheurs ont élaboré une démarche psychothérapeutique cognitivo-comportementale spécialement conçue pour les malades atteints de cancer. Le traitement s'est déroulé sur 4 mois, à raison d'une séance d'une heure par semaine. Les patients étaient soit seuls, soit accompagnés. L'objectif de la thérapie portait sur les points suivants :

- s'intéresser au sens personnel attribué au cancer pour chacun afin de développer des stratégies d'ajustement permettant de surmonter les sentiments d'impuissance ;
- identifier les pensées sous-jacentes à leur anxiété et à leur dépression en développant des outils pour s'ajuster aux sources du stress ;
- aider l'expression des émotions et encourager des activités qui procurent plaisir et gratification ;
- identifier les points forts de chaque malade afin de développer l'estime de soi en utilisant des moyens comme la relaxation.

Ont participé à l'étude 153 patients avec les caractéristiques suivantes : toutes les formes de cancer étaient représentées sauf les tumeurs au cerveau ; la longévité devait être au moins de 12 mois et l'âge variait de 18 à 74 ans. Ils présentaient une absence de déficience intellectuelle et mentale, une absence d'anxiété et de dépression et un esprit combatif.

Les sujets devaient répondre à 4 types de questionnaires lors du suivi et à la fin de la thérapie :

- un questionnaire sur l'anxiété et la dépression liées à l'hôpital ;
- un questionnaire sur l'adaptation mentale au cancer, qui portait sur 4 dimensions : l'esprit combatif, l'impuissance, la préoccupation anxieuse et le fatalisme ;
- un questionnaire sur l'adaptation psychosociale à la maladie, qui évaluait l'orientation des soins, l'adaptation au travail, l'environnement familial, les relations sexuelles, les relations avec la famille, l'environnement social, et la détresse psychologique ;
- la liste des symptômes de Rotterdam, qui évalue la qualité de vie en termes de symptômes physiques et psychologiques.

Les résultats montrent d'une part qu'au cours du suivi, les patients avaient un esprit combatif significativement élevé comparativement à ceux qui n'avaient pas participé à la thérapie. À l'opposé, leur impuissance, leur préoccupation anxieuse, leur fatalisme, tout comme les autres symptômes psychologiques étaient significativement moins élevés comparés à ceux du groupe contrôle. D'autre part, à la fin de la thérapie, les patients l'ayant suivie avaient un niveau d'anxiété ainsi que des symptômes et une détresse psychologiques significativement moins élevés que ceux du groupe contrôle.

Une étude complémentaire menée dans le même domaine s'est intéressée aux effets de la thérapie de groupe sur le fonctionnement biologique (Fawzy *et al.*, 1993). 68 personnes souffrant toutes d'un cancer ont participé à l'étude. Elles ont été réparties en deux groupes composés chacun de 34 patients : le groupe contrôle, qui a seulement suivi le traitement médical, et le groupe expérimental, dans lequel les patients ont suivi 6 séances de relaxation et de techniques de gestion du stress en même temps que leur traitement médical. Après 6 mois, ils ont observé chez les personnes ayant bénéficié de la prise en charge psychologique une diminution de l'anxiété, de la dépression, et une augmentation de leur vitalité. Parallèlement, ils ont effectué des examens biologiques et ont constaté une augmentation des cellules NK et des cellules macrophages.

Six ans après le début de cette étude, ils ont fait le bilan du taux de survie, de rechute et de mortalité dans les deux groupes. La figure 8.4 présente les résultats obtenus.

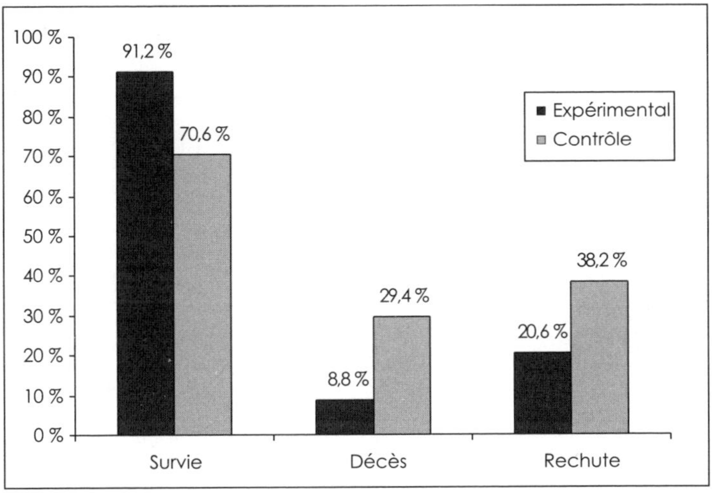

Figure 8.4 – *Taux de survie, de décès et de rechute après 6 ans.*

Ils ont observé que 31 patients du groupe expérimental étaient encore en vie, alors qu'ils n'étaient plus que 24 dans l'autre groupe, autrement dit, 10 patients du groupe contrôle étaient morts, alors qu'ils n'étaient que 3 dans le groupe expérimental.

Dans cette étude, il apparaît que le groupe qui a suivi les séances de psychothérapie a subi presque deux fois moins de rechute et trois fois moins de décès que l'autre.

Conclusion

Ces différentes études mettent en lumière l'effet indéniablement positif d'un suivi psychothérapeutique pour le bien-être et la qualité de vie des patients atteints de cancer. Certaines recherches nuancent toutefois ce bénéfice en considérant qu'il vaut surtout pour les patients qui ont le plus de problèmes psychologiques et que l'impact d'un suivi psychothérapeutique concerne essentiellement l'amélioration de la dimension psychologique de la qualité de vie chez les malades souffrant de cancer, mais n'aurait que peu voire pas d'impact direct sur l'évolution de la maladie.

9 Soutien social

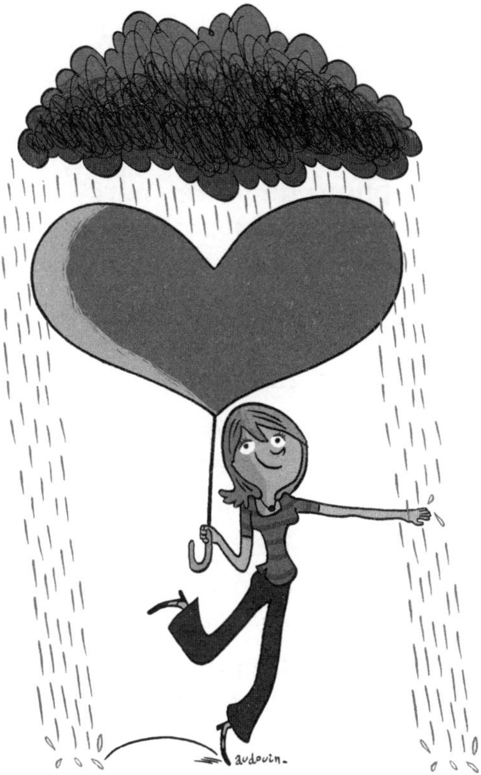

Sommaire

52 Pourquoi est-il moins douloureux d'affronter une situation difficile avec un ami ?

Effet du soutien social sur la perception de la douleur

N'avez-vous jamais eu l'impression d'aller mieux en présence de personnes que vous appréciez ? Quand vous êtes malade, quand vous n'êtes pas en forme, quand vous n'avez pas le moral, ne souhaitez-vous pas que quelqu'un soit auprès de vous pour vous soutenir et vous réconforter ? Cette impression correspond à ce qu'on appelle en psychologie le soutien social. De nombreuses études en psychologie de la santé ont montré que le soutien social pouvait atténuer la douleur et améliorer le bien-être, aussi bien dans des situations expérimentales créées en laboratoire que dans des situations réelles menées auprès de malades, de victimes de catastrophes, ou d'agressions. Mais les effets bénéfiques de ce soutien social peuvent varier en fonction de la personne qui vous soutient et du type de soutien qu'elle vous apporte.

Brown *et al.* (2003) ont ainsi cherché à déterminer dans quelle mesure plusieurs formes de soutien social pouvaient atténuer la douleur. Leur étude a porté sur 101 étudiants

(52 hommes et 49 femmes), âgés de 17 à 21 ans. Afin de créer une sensation de douleur, les chercheurs ont utilisé la tâche de l'eau glacée (*cold pressor test*). Il s'agit d'un test cardiovasculaire consistant à plonger sa main dans une eau glacée et l'y laisser le plus longtemps possible. Il permet ainsi de mesurer les changements de pression sanguine et de rythme cardiaque, mais également d'évaluer le seuil de douleur (moment où apparaît la première sensation de douleur) et la tolérance à la douleur (moment où la douleur devient insupportable et où le sujet retire sa main de l'eau).

Le but de cette étude était d'évaluer l'influence du soutien social sur la perception de la douleur, et plus particulièrement les effets de différentes sources et types de soutien. Ainsi, la source de ce soutien social pouvait être soit un ami du participant, soit une personne qui lui était étrangère. Concernant le type de support, il était demandé à la personne accompagnant le participant de manifester l'un des trois types de soutien suivants :

- soutien actif : la personne devait soutenir autant que possible le participant avant et pendant la tâche (encouragements, conseils, phrases rassurantes, etc.) ;
- soutien passif : la personne devait être présente, mais sans regarder le participant ni lui adresser la parole ;
- interaction : la personne pouvait interagir avec le participant comme elle le souhaitait, sans forcément manifester du soutien à son égard (raconter des banalités, faire de l'humour, essayer de distraire le participant, etc.).

De plus, une condition contrôle, dans laquelle le participant réalisait seul la tâche permettait d'obtenir un seuil de comparaison « sans soutien ».

Les chercheurs ont ainsi demandé aux 101 étudiants de venir passer l'expérience avec un ami de leur choix. Avant de réaliser la tâche, chaque participant était installé dans la salle de l'expérimentation et devait patienter 3 minutes, soit seul, soit en compagnie de son ami ou d'un inconnu. Après ces 3 minutes d'attente, chaque participant devait plonger sa main dans un bac d'eau glacée dont la température était maintenue entre 1 et 2 °C. La consigne était de laisser sa main dans l'eau le plus longtemps possible. Au bout de 3 minutes, l'expérience était arrêtée. Au cours de la tâche, les participants devaient indiquer toutes les 20 secondes le niveau de douleur ressenti sur une échelle en 10 points, allant de 1 (aucune douleur) à 10 (douleur extrême).

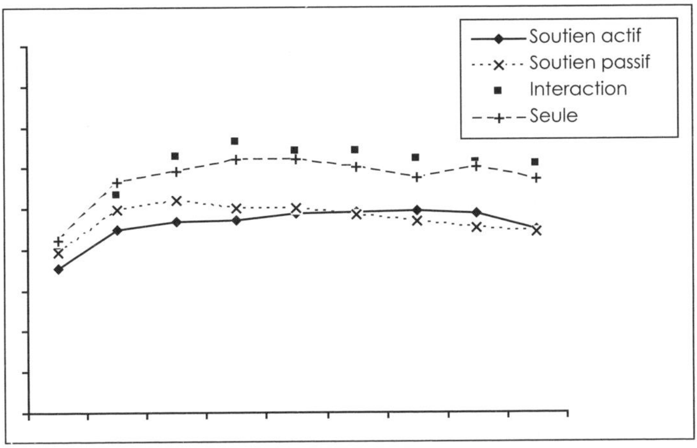

Figure 9.1 – *Douleur ressentie selon le temps et le type de soutien.*

Les résultats (figure 9.1) indiquent que les participants ayant bénéficié de soutien actif ou passif rapportent moins de douleur que ceux ayant réalisé cette tâche seuls ou ceux dans la condition « interaction », mais seulement à partir de 60 secondes. Les auteurs proposent deux pistes d'interprétation d'un tel résultat. La première est que les effets du soutien social ne sont pas observables immédiatement : ses effets se manifestent dans le temps. La seconde postule que les effets bénéfiques du soutien social ne sont visibles que si la sensation de douleur est élevée : la douleur ressentie lors des premières secondes dans l'eau n'est peut-être pas suffisante pour que se manifestent les effets du soutien social.

En revanche, les résultats ne montrent aucun effet significatif de la source de soutien : le soutien actif et passif permettait de diminuer la sensation de douleur, et ceci qu'il soit apporté par un ami ou par un inconnu.

Conclusion

Cette étude est intéressante dans le sens où, à la différence de la plupart des recherches qui ont comparé des situations avec ou sans soutien social, elle met en évidence l'effet de différents types de soutien social. Elle montre ainsi qu'il n'y a aucune différence significative entre un soutien actif et un soutien passif. Ce qui veut dire que lorsque vous souhaitez accompagner quelqu'un dans une épreuve difficile, votre simple présence a déjà un effet bénéfique, même si vous ne dites rien de réconfortant. Il est même parfois préférable de ne rien dire, plutôt que de dire quelque chose qui sera mal perçu et qui aura des conséquences négatives.

53 Qu'est-ce qui vous fait le plus de bien de la part des autres lorsque vous êtes mal en point ?

Situation sociale et soutien

Y a-t-il des formes de soutien qui aident plus que d'autres, en particulier lorsqu'il s'agit de personnes se trouvant dans des situations particulières (déprimées, chômeurs, réfugiés) ?

C'est ce qu'ont cherché à savoir deux études. Une enquête canadienne (2009) a porté sur 1 803 personnes (1 179 femmes et 624 hommes), et avait pour but d'identifier les types de soutien les plus étroitement associés au bien-être et à la détresse de personnes anxieuses. Elle visait en outre à connaître le type de soutien qui pouvait prédire une meilleure adaptation psychosociale chez des gens anxieux. La méthodologie utilisée a retenu 3 variables :

- le bien-être psychologique a été évalué à partir de 25 questions qui portaient sur la perception de l'estime de soi, l'équilibre, la participation à la vie sociale et la sociabilité ;
- la détresse psychologique était mesurée par la fréquence du sentiment de tristesse, la nervosité, l'agitation et le désespoir ;
- le soutien social était testé d'abord par l'évaluation du nombre de parents proches ou d'amis avec lesquels les répondants se sentaient à l'aise pour se confier, ensuite à partir de 4 formes différentes : le soutien affectif, correspondant à l'affection que l'on reçoit ; le soutien émotionnel/informationnel, lié à la disponibilité d'une personne pour écouter ou donner des conseils ; l'interaction sociale positive, qui se réfère à des situations d'échange agréables ; le soutien tangible, qui exprime l'aide matérielle et concrète apportée à quelqu'un.

Enfin, la présence d'un trouble de dépression majeure au cours de l'année précédente a également été prise en compte pour mieux faire ressortir l'impact spécifique du soutien social en lien avec le bien-être et la détresse chez les personnes anxieuses.

Les résultats sont intéressants parce qu'ils montrent d'abord que pour les gens anxieux, tous les types de soutien social s'avèrent positifs et bénéfiques. En effet, les femmes comme les hommes qui ont eu un soutien social ont déclaré avoir un degré élevé de bien-être, alors que ceux qui ont eu un soutien social faible ont affirmé avoir un degré élevé de détresse. Mais les chercheurs ont aussi constaté que le soutien social était plus bénéfique pour les femmes que pour les hommes : il permet de prédire positivement le bien-être psychologique chez les femmes anxieuses, mais non chez les hommes. Enfin, les résultats de cette étude suggèrent que ce sont les interactions sociales positives, le soutien émotionnel/informationnel et le soutien affectif qui, là encore, jouent un rôle plus significatif dans la prédiction du bien-être des femmes anxieuses.

Une autre étude (Schwarzer *et al.*, 1994) s'est intéressée aux effets du soutien social sur la santé chez des réfugiés sans travail. L'enquête a eu lieu en Allemagne avant la chute du mur de Berlin. De l'automne 1989 à l'été 1991, les chercheurs ont suivi 325 réfugiés migrants de l'Allemagne de l'Est. Cette étude a porté sur 3 facteurs essentiels :

- le statut social : « toujours sans emploi » (c'est-à-dire au chômage tout au long de l'étude), « jamais sans emploi » (ayant un emploi pendant toute la durée de l'étude), « recherche d'emploi réussie » (au chômage au départ, mais avec un emploi à la fin de l'étude) ;
- le soutien social : les sujets devaient évaluer 2 types de soutien : le soutien social reçu, qui faisait référence à des comportements concrets tels que « des membres de ma famille et des amis m'ont aidé à chercher un emploi », et le soutien social perçu, qui représentait la manière d'évaluer le soutien sur lequel on pouvait compter (« il y a des personnes sur lesquelles je peux compter en cas de besoin ») ;
- la santé : un ensemble de symptômes physiques était présenté (problèmes cardiaques, douleurs articulaires, maux d'estomac, épuisement, etc.) et les sujets devaient cocher ceux qui les concernaient.

Les résultats ont d'abord indiqué que ceux qui étaient restés au chômage durant cette période déclaraient des symptômes plus nombreux que les autres. Ensuite, concernant les effets du chômage et du soutien social sur la santé, les chercheurs ont constaté que le soutien social avait un effet bénéfique beaucoup plus important sur la santé de ceux qui étaient restés au chômage, alors qu'il n'avait eu qu'un effet limité sur ceux qui avaient été embauchés entre-temps. En outre, au sein du groupe des chômeurs, ceux qui affirmaient avoir un soutien social fort avaient aussi beaucoup moins de symptômes physiques en comparaison de ceux qui avaient un soutien social faible. Enfin, ceux qui étaient au chômage et qui avaient en même temps un soutien social faible se disaient davantage en mauvaise santé que les autres.

Conclusion

L'éclairage apporté par ces études confirme l'importance et le rôle du soutien social. Ce comportement revêt des formes variées dans le quotidien des gens : aider, secourir, assister, écouter, épauler. Pour les femmes anxieuses de la première étude, il représente un apport essentiel pour leur bien-être psychologique.

Pour les chômeurs de la seconde étude, il ressort que le mauvais état de santé est plus fréquent chez ceux qui étaient à la fois au chômage et avaient un soutien social faible.

Le soutien social apparaît donc comme une composante essentielle de la santé physique et mentale. En contribuant à faire face à des situations difficiles, le soutien social sous toutes ses formes contribue au bien-être et à la santé des personnes concernées.

54 Saviez-vous que ceux qui souffrent n'apprécient pas toujours votre réconfort ?

Types de soutien social

Aujourd'hui, les manifestations de compassion à l'égard des personnes qui souffrent, qui sont en détresse, victimes de maladies ou de catastrophes diverses sont considérées par tous comme normales, voire nécessaires pour exprimer l'émotion que nous partageons avec eux. Mais concrètement, quand on se trouve face à une personne gravement malade, face à quelqu'un en deuil, comment l'aborde-t-on ? Que faut-il lui dire ? Comment va-t-elle réagir ?

Beaucoup de données empiriques montrent que face à des personnes malades, des victimes de toute nature, nos comportements sont généralement loin d'être appropriés. Ainsi, par exemple, des personnes en deuil se rendent souvent compte que des gens croisés habituellement les évitent pendant quelque temps.

Des chercheurs se sont intéressés à ce phénomène et ont dégagé trois raisons principales de ces malaises éprouvés à l'égard des personnes en souffrance (Wortman et Lehman, 1985).

- Une première raison est liée au fait que la plupart d'entre nous ignorent généralement ce que vit une personne qui se trouve dans le malheur. On ne comprend pas ce qui se passe réellement, on n'a aucune idée par exemple du temps qu'il faut pour s'en sortir. Lorsqu'on n'a pas subi soi-même une épreuve, on sous-estime largement les ressources qu'il faut mobiliser pour récupérer et continuer à vivre. La méconnaissance de ces situations et son propre manque d'expérience font que l'on est souvent « à côté de la plaque ».
- Mais il existe aussi des raisons plus subtiles : face au malheur d'autrui, on cherche des explications pour trouver dans son comportement ce qui l'a rendue responsable de son malheur. En conséquence, plus on croit qu'elle est responsable de ce qui lui est arrivé, moins on est disposé à lui venir en aide.
- Enfin, une troisième raison est liée au fait que pour les bien portants, ceux qui souffrent ne font plus vraiment partie de leur monde : ils sont différents et sont dans un autre monde. Dans ces conditions, nous les considérons comme des êtres « à part ».

Alors comment exprimer notre soutien ou notre réconfort à des personnes en détresse ? Y a-t-il des attitudes de compassion qui seraient plus malvenues, alors que d'autres seraient les bienvenues ?

Des chercheurs (Ingram *et al.*, 2001) ont élaboré un instrument pour mesurer les comportements de soutien que des personnes en détresse jugent malvenus. Ils ont soumis une liste de 79 items à des sujets en se référant aux attitudes et réactions de leur entourage au cours d'une expérience particulièrement éprouvante dans leur passé. Les résultats ont mis en lumière quatre types d'attitudes considérées comme malvenues lorsqu'on veut manifester son soutien à quelqu'un :

- d'abord la prise de distance, qui est ressentie comme un désengagement émotionnel et comportemental à l'égard de celui ou celle qui se trouve en détresse. Elle s'exprime par des réactions comme : « ne voulait pas en entendre parler », « ne voulait pas me prendre au sérieux », « a changé de sujet » ;
- ensuite, la maladresse qui englobe une variété d'attitudes telles que l'excès d'attention, le malaise ou l'intrusion, et se traduit par des réactions comme : « ne savait pas quoi dire », « cherchait à dire ce que je voulais entendre », « s'efforçait de me réconforter alors que ce n'était pas le moment » ;
- une autre attitude est le fait de chercher à minimiser la gravité de l'événement. Elle exprime l'optimisme forcé comme aide supposée pour réduire les préoccupations de la personne par des réactions du type : « m'a dit d'être fort, de garder la tête haute, de ne pas me laisser faire », « m'a dit que cela aurait pu être pire, ou que ce n'était pas aussi grave que ce que je croyais » ;
- enfin l'attitude de réprobation, qui est ressentie comme une critique qui culpabilise la personne avec des réactions comme « m'a dit que je m'étais mis dans cette situation et que maintenant je devais en assumer les conséquences », « m'a fait des commentaires du genre : je te l'avais bien dit ».

À l'inverse, quels sont les comportements d'aide et de soutien qui sont les mieux accueillis ?

Une équipe de chercheurs (Horowitz *et al.*, 2001) a identifié deux types de soutien qui étaient les bienvenus : d'une part, le soutien d'union, qui répond au besoin d'amour, d'intimité ou d'appartenance de la personne souffrante ; et d'autre part, le soutien d'action, qui répond au besoin de maîtrise et d'accomplissement de la personne. Pour les chercheurs, ces deux formes d'aide et de soutien répondent aux deux grandes catégories de situations de détresse auxquelles on se trouve habituellement confronté : d'un côté, celles face auxquelles on se sent souvent impuissant, sur lesquelles on n'a guère d'emprise et qui solliciteraient le plus des attitudes et des réactions d'union ; et de l'autre, celles sur lesquelles on peut avoir une emprise et qui demanderaient plutôt des réactions en termes d'action. Ces deux types de soutien sont étroitement liés et peuvent se manifester à divers moments d'un échange.

Conclusion

Quand on est en bonne santé et confronté à des personnes éprouvées, on a souvent des réactions non appropriées. Quel comportement adopter dans ce cas ? Ce n'est pas d'abord le type d'événement en question qui a l'effet le plus déterminant sur les réactions attendues par ceux qui souffrent. C'est avant tout l'attitude qui compte. Et dans cette attitude, deux aspects apparaissent essentiels : d'abord, le fait qu'on reconnaisse à l'autre ce qui lui est arrivé et qu'on l'accueille dans sa nouvelle réalité de malade ou de victime par une compréhension empathique ; et ensuite, le fait qu'on lui manifeste amour, attachement, aide et soutien par une implication concrète. Ce sont là deux façons d'exprimer son soutien qui sonnent juste du point de vue psychologique.

55 Pourquoi avez-vous moins mal quand vous regardez la photo de votre chéri ?

Effet de l'image de son amoureux sur la perception de la douleur

Comme nous l'avons vu précédemment, les effets bénéfiques du soutien social sur la santé ont largement été démontrés en psychologie de la santé. Mais parmi toutes les personnes qui vous entourent et vous soutiennent, votre conjoint tient une place très importante. N'avez-vous jamais eu l'impression d'aller mieux lorsque vous êtes en présence de votre chéri(e) ? Lorsqu'il(elle) vous prend dans ses bras et vous réconforte ? Mais saviez-vous que le simple fait de penser à lui peut déjà avoir des effets bénéfiques ?

Une étude (Master *et al.*, 2009) a récemment cherché à évaluer dans quelle mesure le simple fait de regarder une photographie de son compagnon pouvait atténuer la douleur physique. Cette étude a porté sur 25 femmes, toutes en couple depuis plus de 6 mois. Les auteurs leur ont demandé de venir sur le lieu de l'expérience avec leur compagnon. Une fois arrivés, les couples étaient séparés : les femmes étaient placées dans la pièce expérimentale pendant que les hommes étaient emmenés dans la pièce d'à côté afin qu'on les prenne en photo.

L'expérience en elle-même se déroulait de la façon suivante. Chaque participante devait placer son bras gauche derrière un rideau et recevait alors 84 stimulations thermiques sur l'avant-bras, séparées de 20 secondes et réparties en 7 conditions expérimentales :

- la femme tient la main de son partenaire ;

- elle tient la main d'un inconnu (un homme qu'elle ne connaît pas) ;
- elle tient un objet (une petite balle) ;
- la femme regarde la photographie de son partenaire ;
- elle regarde la photographie d'un inconnu (un homme qu'elle ne connaît pas) ;
- elle regarde la photographie d'un objet (une chaise) ;
- la femme regarde un point fixe (condition contrôle).

La moitié des participantes ont passé les 3 conditions où elles tenaient la main ou un objet en premier, alors que celles de l'autre moitié ont commencé par les 3 conditions où elles regardaient les photographies.

Dans chaque condition expérimentale, les participantes recevaient 6 stimulations différentes, et chaque condition était administrée 2 fois. Après chaque stimulation, elles devaient estimer le degré d'inconfort ressenti sur une échelle en 21 points (la Gracely Box Scale).

La condition contrôle était destinée à mesurer le score d'inconfort de base, c'est-à-dire sans source de soutien. Les 6 premières conditions expérimentales (tenir quelque chose en main et regarder une photographie) étaient quant à elles destinées à évaluer l'effet de différentes sources de soutien sur le score d'inconfort. Pour connaître l'effet de ces différentes sources de soutien, les chercheurs ont ensuite soustrait le score obtenu lors de la condition contrôle à celui obtenu lors des 6 premières conditions expérimentales.

Les résultats (figure 9.2) ont montré que le score d'inconfort des participantes était plus faible lorsqu'elles tenaient la main de leur partenaire que quand elles tenaient la main d'un inconnu ou un objet. Et on observe le même effet avec les photographies : le score d'inconfort était plus faible lorsqu'elles regardaient une photographie de leur partenaire que quand elles regardaient celle d'un étranger ou d'un objet.

On constate donc que le partenaire fait significativement plus diminuer la sensation d'inconfort et de douleur qu'un inconnu ou un objet. Mais un résultat intéressant est que ce score d'inconfort était plus faible lorsqu'elles regardaient une photographie de leur partenaire que lorsque celui-ci était réellement présent en leur tenant la main.

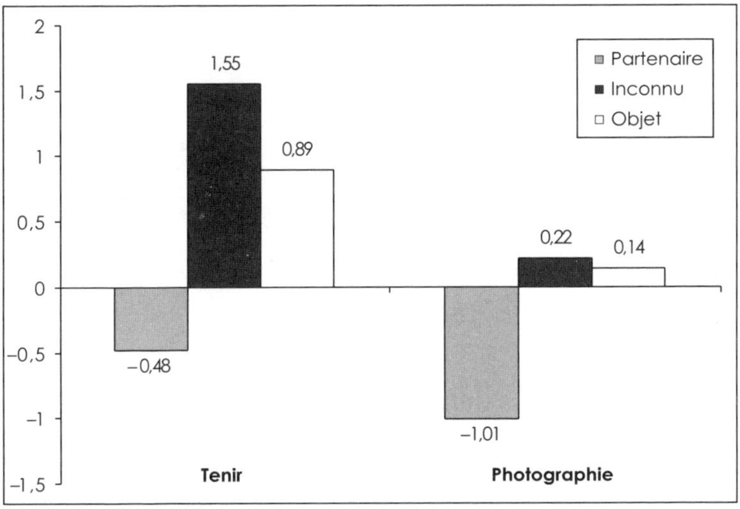

Figure 9.2 – *Score d'inconfort dans les 6 conditions expérimentales de soutien.*

Ce résultat peut paraître surprenant, mais les auteurs expliquent qu'une photographie peut dans certains cas être plus efficace que la présence de la personne elle-même, car la capacité du partenaire à apporter un soutien pertinent peut varier, et ce soutien ne s'avère pas toujours adéquat ou correspondant aux attentes, ce qui explique qu'il ne soit pas toujours efficace.

Conclusion

Ces résultats tendent à suggérer que le fait d'apporter et de regarder une photographie de l'être aimé lors de procédures ou de situations douloureuses pourrait être bénéfique : le simple fait de regarder une photographie de son partenaire permet d'atténuer sa douleur. En effet, selon les auteurs, cette photographie permettrait d'activer les représentations mentales associées au fait d'être aimé et soutenu, ce qui semble suffisant pour atténuer la douleur. Donc Messieurs, si vous ne pouvez pas ou ne souhaitez pas assister à l'accouchement de votre femme, pensez au moins à lui laisser une photo... de vous !

56 Pourquoi adopter Milou plutôt que Grosminet ?

Effet des animaux de compagnie sur la santé

Les animaux de compagnie sont souvent perçus comme une source de soutien social. Vous avez probablement déjà vu des personnes parler à leur chien ou à leur chat ! Plus qu'une simple compagnie, certains les considèrent comme des membres de la famille, pouvant ainsi atténuer leur stress, leur anxiété et les réconforter. Mais qu'en est-il réellement ? Certaines recherches ont tenté d'évaluer l'impact des animaux de compagnie sur la santé de leur propriétaire.

Friedmann et Thomas (1995) ont réalisé une étude afin d'évaluer les effets des animaux de compagnie sur le taux de survie de patients atteints de maladies coronariennes et ayant subi un infarctus du myocarde. Ils ont ainsi suivi pendant un an 369 patients (314 hommes et 55 femmes) âgés en moyenne de 63 ans, tous recrutés entre septembre 1987 et avril 1993. Au départ, les chercheurs ont recueilli un certain nombre d'informations comprenant des données physiologiques et médicales (antécédents médicaux, nombre d'infarctus, etc.) ainsi que des données psychosociales (soutien social, niveau d'anxiété, symptômes de dépression, etc.). De plus, ils ont demandé à ces patients s'ils possédaient des animaux de compagnie ; et si oui, combien et lesquels. Leur but était d'évaluer l'influence de ces différents facteurs sur le taux de survie des patients un an après.

Parmi ces 369 patients, 107 possèdent un animal de compagnie : 87 ont au moins un chien, 44 au moins un chat, et 24 possèdent à la fois chiens et chats. D'autres animaux de compagnie ont également été mentionnés, mais de façon moins fréquente : oiseau, poisson, canard, cheval, serpent et lapin. Ils n'ont constaté aucune différence significative concernant les données physiologiques et psychosociales entre les patients possédant ou non un animal de compagnie.

Au bout d'un an, 349 des 369 patients étaient encore en vie, les 20 autres étant décédés au cours de l'année.

Des analyses statistiques par régression logistique ont permis de mettre en évidence que pour les patients ayant subi un infarctus du myocarde, le meilleur prédicteur du taux de survie à un an était les données physiologiques et médicales. Toutefois, un soutien social élevé et la possession d'un animal de compagnie avaient également tendance à améliorer le taux de survie des patients. Mais les chercheurs ont observé une différence selon le type d'animal : le fait de posséder un chien et de ne pas posséder de chat permettait d'augmenter l'espérance de survie à un an. Il semblerait donc que ce soient essentiellement les chiens qui aient un effet bénéfique sur le taux de survie des patients. D'autres chercheurs ayant préalablement suggéré que ce sont principalement des gens en bonne santé qui choisissent d'avoir un animal de compagnie, et plus particulièrement un chien, les auteurs ont tenu à vérifier si c'était le cas dans cette étude. Et il n'en est rien : ils n'ont observé aucune différence significative entre les données physiologiques de départ de ceux ayant un chien ou n'en ayant pas.

Les auteurs estiment ainsi que le fait d'avoir un chien serait complémentaire au soutien social humain, sans pour autant le remplacer.

Vous l'avez compris, posséder un animal de compagnie est susceptible d'améliorer votre santé. Mais pourquoi plus spécifiquement un chien ? C'est ce qu'une autre étude a tenté de déterminer.

Serpell (1991) a ainsi réalisé une étude longitudinale en suivant pendant 10 mois 71 sujets adultes qui venaient d'acquérir un nouvel animal de compagnie et n'en possédaient pas auparavant. Ils ne se sont intéressés ici qu'à ceux ayant adopté un chien (n = 47) ou un chat (n = 24). De plus, 26 sujets ne possédant aucun animal ont été intégrés à l'étude afin de constituer le groupe contrôle.

Les sujets ont tous été rencontrés à 4 reprises. Pour les sujets des deux groupes expérimentaux, la première évaluation portait sur leur état de santé avant d'avoir un animal et avait lieu au moment de son achat : il s'agissait d'obtenir les données initiales auxquelles il serait possible de comparer les suivantes afin de pouvoir déterminer une éventuelle évolution. Les trois évaluations suivantes portaient sur leur état de santé après avoir adopté un animal et l'avoir ramené chez eux : elles avaient lieu au bout de 1 mois, 6 mois puis 10 mois. À chaque fois, les sujets devaient répondre à un questionnaire incluant trois mesures de santé physique et psychologique :

- ils devaient indiquer parmi une liste de 20 problèmes mineurs de santé (maux de tête, constipation, fatigue, indigestion, mal au dos, etc.) lesquels ils avaient rencontrés au cours du mois précédent ;
- ils devaient indiquer combien de promenades courtes (moins de 20 minutes), moyennes (de 20 minutes à une heure) ou longues (plus d'une heure) ils avaient réalisées au cours des deux semaines précédentes ;
- ils complétaient le GHQ-30, qui est un questionnaire évaluant la santé psychologique en général.

Concernant les données initiales, les sujets des trois groupes avaient des caractéristiques sociodémographiques similaires (âge, sexe, situation familiale, etc.), et aucune différence significative n'a été observée entre ces groupes concernant des problèmes mineurs de santé et les scores obtenus au GHQ. En revanche, il s'avère que les sujets ayant acheté un chat faisaient un peu moins de promenades que ceux ayant choisi d'acquérir un chien ou que les sujets du groupe contrôle, ceci avant même d'acquérir leur animal.

Leurs résultats indiquent que pour les sujets du contrôle, il n'y a aucune évolution significative dans le temps des deux indicateurs de santé physique et mentale. On observe en revanche une très légère augmentation du nombre de promenades, ce que les auteurs expliquent par un effet saisonnier car les deux dernières évaluations des sujets de ce groupe ont été réalisées au cours de l'été.

Concernant les sujets ayant adopté un chat, on observe une diminution des problèmes mineurs de santé le premier mois, mais cet effet ne s'est plus révélé significatif les mois suivants. Il en est de même pour leur état de santé psychologique. S'agissant du nombre de promenades, aucune évolution significative n'a été observée au cours des 10 mois de l'étude.

Pour les sujets ayant adopté un chien, on observe une importante diminution des problèmes mineurs de santé le premier mois, et cet effet se maintient au cours des mois suivants. De plus, leur état de santé psychologique s'est significativement amélioré au cours des 6 premiers mois, et cet effet s'est maintenu à 10 mois. En revanche, leur nombre de promenades a incroyablement augmenté le premier mois, et a encore continué d'augmenter les mois suivants. Les auteurs n'ont toutefois trouvé aucun effet du nombre de promenades sur les différents indicateurs de santé. Ce qui veut dire que ce n'est pas la marche en soi qui permet aux propriétaires de chiens d'aller mieux.

Enfin, les chercheurs ont voulu comparer l'évolution de ces 3 groupes. Il apparaît que les sujets possédant un animal ont rapporté significativement moins de problèmes mineurs de santé au bout d'un mois que ceux n'en possédant pas, mais cet effet a disparu les mois suivants. Concernant l'évolution de la santé psychologique, aucune différence significative n'est apparue entre les trois groupes.

Cette étude a donc permis de souligner les effets bénéfiques d'un nouvel animal de compagnie sur la santé. L'état de santé des personnes ayant adopté un animal s'est amélioré au cours des 10 mois de l'étude comparativement à ceux n'en possédant pas.

Mais ce sont les sujets ayant adopté un chien qui ont montré les améliorations les plus importantes et les plus durables.

Conclusion

Il semblerait donc que les chiens aient un effet plus bénéfique que les autres animaux sur la santé de leur maître. Une des explications possibles est qu'un chien demande plus de soins et d'attention qu'un chat : il vous faut par exemple le sortir et le promener plusieurs fois par jour. Ce qui peut être parfois vu comme une contrainte a en fait un effet bénéfique car cela vous impose à vous également de sortir et de marcher. Alors, si vous souhaitez adopter un animal de compagnie et que vous ne pratiquez par ailleurs aucune activité physique ou sportive, choisissez plutôt un chien !

57 Saviez-vous que vous avez plus froid lorsque vous êtes seul(e) ?

Rejet social et froid

Solitude et froid sont souvent associés dans le langage courant. N'avez-vous jamais dit de quelqu'un qui ne recherche pas le contact des autres que cette personne était froide ? Et d'un individu que vous jugez avenant, sociable et populaire qu'il était plutôt chaleureux ? Mais alors, est-ce que ces métaphores sont fondées sur une réalité ?

Zhong et Leonardelli (2008) ont réalisé deux expériences afin d'évaluer dans quelle mesure l'exclusion sociale pouvait influencer notre perception du froid.

Dans leur première expérience, ils ont demandé à 65 étudiants de se souvenir d'une situation sociale qu'ils avaient vécue : la moitié d'entre eux devaient se souvenir d'une situation sociale où ils avaient été exclus, et l'autre moitié une situation sociale où ils avaient été bien intégrés. Ils leur demandaient ensuite d'estimer la température de la pièce dans laquelle ils se trouvaient. Afin que les sujets n'aient aucun soupçon, il leur était précisé que cette demande émanait du service de maintenance. Les réponses données par les sujets variaient de 12 à 40 °C. Et, conformément aux attentes des chercheurs, ceux qui avaient dû se souvenir d'une situation d'exclusion estimaient la pièce plus froide que ceux qui s'étaient souvenus d'une situation d'intégration (figure 9.3).

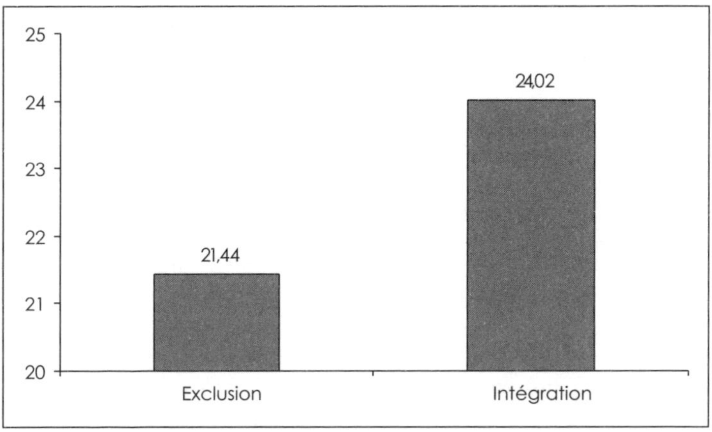

Figure 9.3 – *Estimations moyennes de la température de la pièce (en°C) selon la situation sociale rappelée.*

Ces premiers résultats leur ont permis de conclure que le souvenir d'une expérience sociale d'exclusion pouvait influencer la perception de la température ambiante et augmenter la sensation de froid.

Leur seconde expérience avait également pour objectif de déterminer dans quelle mesure une situation de rejet social pouvait influencer la sensation de froid. Mais cette fois, ils ne se sont pas contentés d'activer un souvenir d'exclusion : ils ont créé une situation réelle de rejet social. Ils ont ainsi demandé à 52 étudiants de jouer sur ordinateur à un jeu de balle. Le principe est le suivant : 4 joueurs sont connectés sur le site et chacun doit envoyer la balle à l'un des trois autres, qui lui-même la renvoie au joueur de son choix, etc. En réalité, il n'y avait ici aucun autre participant : c'est l'ordinateur qui gérait le lancer des 3 joueurs virtuels. Dans le groupe « exclusion sociale », les sujets recevaient la balle deux fois au début de la partie, puis plus du tout au cours des 30 lancers suivants. Quant aux sujets du groupe contrôle, ils recevaient régulièrement la balle. On leur demandait ensuite de réaliser une seconde tâche, en leur précisant qu'il s'agissait d'une étude de marketing n'ayant aucun lien avec le jeu qu'ils venaient de faire. Ils devaient alors indiquer sur une échelle en 7 points (de 1 « extrêmement indésirable » à 7 « extrêmement désirable ») dans quelle mesure ils désiraient les 5 produits alimentaires proposés. Les chercheurs ont distingué deux types de produits :

- deux produits chauds : une boisson chaude (un café) et un aliment chaud (une soupe chaude) ;
- trois produits contrôles : deux aliments froids (une pomme et des crackers) et une boisson froide (un soda).

Conformément à leurs attentes, les résultats mettent en évidence une influence de l'exclusion sociale sur la désirabilité des produits : les sujets ayant été exclus du jeu désirent significativement plus la nourriture chaude que ceux du groupe contrôle (figure 9.4). En revanche, aucune différence n'est observée pour la nourriture froide.

L'expérience d'exclusion sociale vécue lors du jeu en ligne semble donc avoir induit une préférence pour les boissons et aliments chauds.

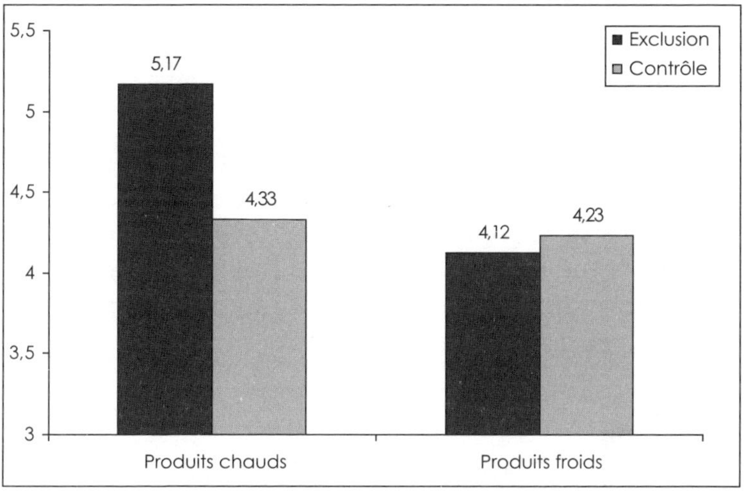

Figure 9.4 – *Scores moyens de désirabilité des produits.*

Ces deux études mettent en évidence que lorsque les sujets sont socialement exclus, ils ressentent une sensation de froid et manifestent une préférence pour de la nourriture chaude.

Ces résultats sont conformes aux théories de la cognition incarnée (*embodied cognition*), qui avancent que toutes les opérations cognitives dépendent directement des informations sensori-motrices et sont profondément ancrées dans les états actuels du corps. Il s'agit donc de prendre en compte l'ensemble du système corps-esprit-contexte. Les métaphores utilisant le froid comme symbole de solitude ne sont peut-être pas de simples figures de style littéraires : elles peuvent également refléter la façon dont les gens ressentent le monde qui les entoure. Nos expériences passées sont interconnectées dans notre mémoire, ce qui implique que lorsque l'une s'active, celles qui y sont associées s'activent également. Ainsi, la sensation de froid pourrait être une partie intégrante de l'expérience de rejet social.

Conclusion

Lorsque vous êtes exclu socialement d'un groupe, vous avez tendance à avoir plus froid que lorsque vous êtes bien intégré socialement. Si vous êtes rejeté par vos collègues, vous aurez probablement tendance à estimer qu'il fait plus froid dans votre bureau. Mais alors, est-ce que l'inverse est également vrai ? Est-ce que le simple fait d'augmenter la température ambiante de votre bureau vous fera vous sentir mieux ? Il faudrait mener d'autres recherches pour le vérifier...

58 Pourquoi devez-vous régulièrement rendre visite à votre grand-mère ?

Effet du sentiment de solitude sur la santé

Il arrive que certaines personnes soient socialement isolées, c'est-à-dire qu'elles n'aient plus ou très peu de contacts sociaux. L'isolement social correspond au manque de contacts sociaux et à l'absence d'activités sociales. Mais est-ce qu'on se porte forcément moins bien quand on est seul ? Pas toujours. Il faut en effet distinguer l'isolement social, considéré comme un indicateur objectif de rupture sociale, et le sentiment de solitude (ou solitude émotionnelle), qui correspond à la perception de l'isolement social, c'est-à-dire au fait de se sentir seul. Et vous conviendrez que l'on peut tout à fait se sentir seul alors que d'autres personnes sont présentes !

Si différentes recherches ont pu mettre en évidence les effets néfastes d'un isolement social sur la santé, peu se sont intéressées aux impacts du sentiment de solitude sur la santé des individus.

Au cours d'une étude longitudinale, une équipe de chercheurs a mis en évidence l'influence de la solitude sur le risque de dépression (Cacioppo *et al.*, 2002). Ils ont pour cela suivi pendant 3 ans 212 personnes âgées de 50 à 67 ans (111 femmes et 101 hommes). Outre les caractéristiques sociodémographiques (âge, sexe, situation familiale, revenus, etc.) et les symptômes de dépression, ils ont mesuré le sentiment de solitude, ainsi que le soutien social, le stress perçu et l'hostilité, ces facteurs psychosociaux étant connus pour avoir une influence sur la dépression.

Lors de l'analyse des premières mesures, ils ont constaté que la solitude était positivement liée à la dépression : les personnes présentant le plus de symptômes dépressifs étaient celles qui se sentaient les plus seules. De plus, en intégrant les autres facteurs dans leurs analyses statistiques, ils ont observé qu'outre la solitude, un niveau élevé de stress perçu et d'hostilité était également associé à la dépression. En revanche, ils n'ont observé aucun effet significatif du soutien social.

Concernant l'analyse des résultats sur le long terme, ils ont mis en évidence un lien significatif entre le niveau de solitude au début de l'étude et les manifestations de dépression trois ans plus tard : les personnes ayant un sentiment de solitude élevé au début de l'étude ont plus tendance que les autres à développer des symptômes dépressifs trois ans plus tard. Le sentiment de solitude semble donc avoir une influence à long terme sur la dépression. Enfin, leurs analyses révèlent que solitude et dépression s'influencent réciproquement sur le long terme : les personnes se sentant seules seront plus susceptibles de développer une dépression, et les personnes dépressives auront plus tendance à se sentir seules.

D'autres études se sont intéressées aux répercussions du sentiment de solitude sur la santé physique des individus. Il a en effet été montré qu'il pouvait fragiliser le système immunitaire et augmenter ainsi le risque de développer des maladies inflammatoires (Cole *et al.*, 2007). L'isolement social et le sentiment de solitude qui l'accompagne sont particulièrement susceptibles de toucher les personnes âgées et donc d'affecter leur santé. Une autre équipe de chercheurs a ainsi mis en évidence le rôle du sentiment de solitude et de l'isolement social dans le développement de la maladie d'Alzheimer.

Pour cela, Wilson *et al.* (2007) ont réalisé une étude longitudinale en se basant sur les données issues de l'étude « Rush Memory and Aging Project ». Étaient inclus dans leur étude uniquement les sujets ne présentant pas le diagnostic clinique de la maladie d'Alzheimer. Une évaluation clinique était réalisée au moment de leur inclusion dans l'étude puis une fois par an pendant 4 ans. Elle portait sur 3 aspects : une évaluation de la solitude émotionnelle (échelle de solitude révisée Jong-Gierveld) et sociale (taille du réseau social et fréquence des activités sociales), une évaluation clinique des symptômes de la maladie d'Alzheimer, et 20 tests de fonctionnement cognitif (mémoire épisodique et sémantique, mémoire de travail, rapidité perceptive, aptitudes visuospatiales, test de Stroop et test des matrices progressives de Raven). Les auteurs ont également recueilli des données concernant les symptômes de dépression, la fréquence de participation à des activités cognitives, la pratique d'une activité physique, le nombre d'incapacités à réaliser leurs activités quotidiennes, le niveau de revenus et les facteurs de risques cardiovasculaires. Pour les personnes décédées au cours de l'étude, une autopsie du cerveau était réalisée afin de quantifier les pathologies dues à la maladie d'Alzheimer ainsi que le nombre d'accidents vasculaires cérébraux.

Au total, leur étude a porté sur 791 personnes (599 femmes et 192 hommes) âgées en moyenne de 80 ans. Parmi ces individus, 66 % vivaient en maison de retraite, 30 % en maison individuelle et 4 % dans un domicile avec assistance médicale.

Leurs résultats indiquent tout d'abord que le sentiment de solitude est négativement corrélé à la taille du réseau social, à la fréquence des activités sociales et cognitives, au niveau d'éducation, et positivement corrélé à l'âge et aux symptômes de dépression. De plus, le sentiment de solitude des sujets est resté constant au cours des 4 ans de l'étude.

Au cours de l'étude, 76 individus (39,8 %) ont développé la maladie d'Alzheimer. Il s'avère que ces individus différaient de ceux ne l'ayant pas développée sur plusieurs critères : il s'agissait de ceux ayant un sentiment de solitude plus élevé, des activités sociales et cognitives moins fréquentes, des aptitudes cognitives plus faibles, et présentant plus d'incapacités fonctionnelles dans la vie de tous les jours. On a également constaté que les hommes étaient plus touchés que les femmes, de même que les personnes plus âgées.

Leurs analyses statistiques ont principalement montré que les personnes présentant un sentiment de solitude élevé avaient plus de 2 fois plus de risques de développer la maladie d'Alzheimer pendant la durée de l'étude que celles présentant un sentiment de solitude faible, et ceci même après avoir contrôlé leur niveau d'isolement social. Les personnes présentant le plus de risques sont non seulement celles qui manifestent un sentiment de solitude élevé, mais également celles qui ont des activités sociales moins fréquentes. En revanche, la taille du réseau social ne semble pas avoir d'effet significatif. De plus, il s'avère qu'un sentiment de solitude élevé est associé à une dégradation plus rapide des capacités cognitives. Ce résultat complète ceux d'autres recherches qui avaient mis en évidence les effets néfastes de l'isolement social sur les capacités cognitives.

L'autopsie du cerveau réalisée sur les sujets décédés au cours de l'étude n'indique aucun lien significatif entre le sentiment de solitude et les pathologies physiques du cerveau.

Cette étude met donc en évidence un résultat très intéressant, à savoir que c'est plus le fait de se sentir seul qui augmente le risque de développer la maladie d'Alzheimer qu'un simple isolement social.

Conclusion

Ces différentes études soulignent qu'à l'instar de l'isolement social, le sentiment de solitude peut avoir des effets particulièrement néfastes sur la santé, et notamment celle des personnes âgées. Plus qu'un simple impact psychologique, il peut également jouer un rôle dans la dégradation physique du corps et le développement de maladies.

Par conséquent, si votre grand-mère vit seule et qu'elle a peu d'amis, n'oubliez pas de passer la voir de temps en temps, même si parfois vous n'en avez pas très envie : elle ne s'en portera que mieux !

59 Comment Oscar reste auprès de certains patients pour un ultime réconfort

Fin de vie

La phase terminale d'une maladie est celle où les traitements proposés ne peuvent plus guérir, mais seulement dispenser ce qu'on appelle des soins palliatifs. C'est le stade d'évolution d'une maladie qui conduit inexorablement à une mort prochaine.

Dans ce contexte, la détérioration irréversible et la dépendance du malade peuvent engendrer d'importantes difficultés émotionnelles pour les proches et l'entourage, notamment leurs angoisses et leur appréhension liées aux derniers moments, et leur présence effective dans ce cas. L'environnement dans lequel se trouve le malade (hôpital, unité de soins palliatifs) va également avoir un impact sur la communication avec le malade et la façon d'être près de lui. 70 % des Français meurent à l'hôpital.

Une étude française publiée dans les *Archives of Internal Medicine* en 2008 a révélé les mauvaises conditions de décès des patients hospitalisés dans 200 établissements français de santé. Baptisée « Mort à l'hôpital », cette enquête a été menée dans 1 033 services de médecine, chirurgie, gériatrie, urgences, soins palliatifs, réanimation. Dans chaque cas, un infirmier était chargé de relever, durant 2 mois, divers indicateurs concernant l'évolution du malade au cours des derniers jours. Dans cette étude, 45 % des décès se sont produits dans des services médicaux, 10 % en chirurgie, et autant dans des services de gériatrie, 1 % dans des unités de soins palliatifs, et le tiers restant dans des services de soins intensifs (28 %) et aux urgences (6 %). Sur les 3 793 patients décédés au cours de l'étude, la grande majorité (75,6 %) sont morts seuls, et seulement 24,4 % avaient alors un proche à leur côté ; 35,1 % des infirmiers ont estimé que les conditions de décès étaient « acceptables pour elles-mêmes ».

Face à ces situations de détresse de fin de vie, la prestigieuse revue médicale américaine *The New England Journal of Medicine* a publié en 2007 un article insolite et portant sur un accompagnement de fin de vie pas comme les autres. Dans l'unité pour malades d'Alzheimer où il se trouve au Stare House Nursing and Rehabilitation Center de Providence (Rhode Island), Oscar a une incroyable capacité de détecter les patients qui sont sur le point de mourir, de rester près d'eux, et de se blottir alors contre eux pour leur apporter un ultime réconfort. Oscar est un chat qui a été recueilli par cette unité et adopté par les membres du personnel soignant. Au moment où l'article a été publié, il avait assisté à la mort de 25 patients selon le Dr David Dosa, auteur de l'article, qui décrit ainsi l'activité d'Oscar :

« Oscar va jusqu'au bout du couloir à la chambre 310. La porte est fermée et il attend. 25 minutes après, la porte s'ouvre finalement et une aide-soignante sort en emmenant avec elle du linge sale. "Bonjour Oscar, dit-elle. Est-ce que tu vas entrer ?" Oscar la laisse passer puis pénètre dans la chambre où il y avait deux personnes. Couchée sur un lit face au mur, Mme T. est endormie dans une position fœtale. Son corps est maigre et rongé par un cancer du sein. Son visage est légèrement jauni et elle n'a pas parlé depuis plusieurs jours. Assise près d'elle, sa fille plongée dans un roman lève les yeux pour saluer chaleureusement le visiteur : "Hello Oscar. Comment vas-tu aujourd'hui ?" Oscar ne tient pas compte de la femme et saute sur le lit. Il scrute Mme T. Elle est clairement dans la phase terminale de la maladie et elle respire difficilement. L'inspection d'Oscar est interrompue par une infirmière qui vient demander à sa fille si Mme T. ne va pas plus mal et si elle a besoin de plus de morphine. La fille secoue la tête et l'infirmière se retire. Oscar retourne à son travail. Il renifle l'air, jette un dernier coup d'œil à Mme T., saute du lit et quitte rapidement la chambre. Pas aujourd'hui.

En chemin, dans le couloir, Oscar arrive à la chambre 313. La porte est ouverte et il entre. Mme K. est allongée paisiblement dans son lit, sa respiration est régulière mais courte. Elle est entourée de photos de ses petits-enfants et une de son mariage. En dépit de ses souvenirs, elle est seule. Oscar saute sur le lit et à nouveau renifle l'air. Il fait une pause pour considérer la situation et ensuite il tourne deux fois sur lui-même avant de se coucher en chien de fusil auprès de Mme K. ; une heure passe. Oscar attend. Une infirmière entre dans la chambre pour vérifier l'état de sa patiente. Elle marque une pause pour noter la présence d'Oscar. Soucieuse, elle sort précipitamment de la chambre et retourne à son bureau. Elle attrape le dossier médical de Mme K. et commence à passer des appels téléphoniques. En l'espace d'une demi-heure, la famille commence à arriver. Des chaises sont apportées dans la chambre où les proches commencent à veiller la malade. Le prêtre est appelé pour les derniers sacrements. Oscar ne bouge toujours pas et ronronne en se blottissant doucement contre Mme K. Une petite-fille de Mme K. demande à sa mère : "Qu'est-ce que le chat fait ici ?" Sa mère, en cherchant à retenir ses larmes, lui répond : "Il est là pour aider grand-mère à aller au ciel." Trente minutes plus tard, Mme K. rend son dernier souffle. C'est alors qu'Oscar se lève, regarde tout autour et quitte la chambre si doucement que la famille en deuil l'a à peine remarqué.

> Sur son chemin de retour, Oscar passe devant une plaque accrochée au mur et sur laquelle est gravé un hommage : "Pour ses soins de compassion, cette plaque est dédiée à Oscar le chat." Sa journée de travail est terminée. Il n'y aura pas d'autre décès aujourd'hui, ni dans la chambre 310, ni dans aucune autre d'ailleurs. Personne ne meurt dans cette unité avant qu'Oscar ne lui rende visite et ne reste un certain temps. »

Depuis qu'il a été recueilli par cette unité de soins, Oscar s'intéresse à chaque patient mais ne s'installe sur son lit que lorsque sa dernière heure est arrivée. Selon le Dr David Dosa, Oscar fait des rondes régulières, observe les patients, les renifle avant de passer son chemin ou de s'installer près d'eux. Il lui est arrivé d'accompagner ainsi des mourants qui, faute de famille, sont morts tout seuls. Oscar indique avec une fiabilité jamais démentie le prochain patient qui va mourir. Ses manières de procéder se sont révélées jusqu'à présent si exactes que dès qu'il reste dans une chambre et se blottit contre un patient, les soignants savent que c'est la fin et contactent les plus proches. « Sa seule présence au chevet d'un patient est perçue par les médecins et les patients comme un indicateur quasi certain d'une mort imminente », écrit le Dr Dosa.

Conclusion

La mort, c'est la fin de la vie, et aujourd'hui dans notre société, la mort non seulement dérange et gêne, mais elle fait fuir. L'accompagnement en fin de vie comporte une présence, une écoute, une capacité de rester en silence pour apporter un apaisement à ceux qui vont mourir. « L'accompagnement » d'Oscar a montré l'importance d'une présence compassionnelle.

Pour en savoir plus

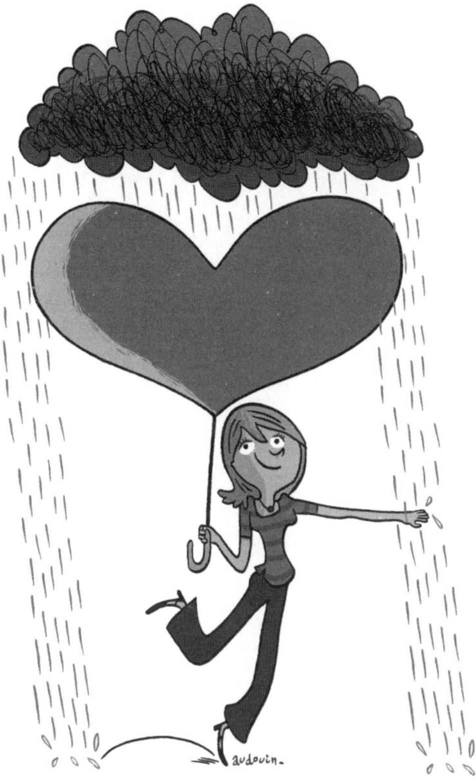

Introduction

Juvénal (2002). *Satires*, édition bilingue français-latin, Paris, Belles Lettres, Satire X, p. 346-366.

Fiche 1

Blaxter M. (1990). *Health and Lifestyles*, Londres, Tavistock, Routledge.

Herzlich C. (1969). *Santé et maladie. Analyse d'une représentation sociale*, Paris, Mouton.

Lau R.R. (1995). « Cognitive representations of health and illness », dans D. Gockman (ed.), *Handbook of Health Behaviour Research*, New York, Plenum Press, vol. 1.

Fiche 2

Giltay E.J. (2006). « Dispositional optimism and the role of cardiovascular health : The Zutphen elderly study », *Archives of Internal Medicine*, *166*, 431-436.

Steptoe A., Wardle J. et Marmot M. (2005). « Positive affect and health related neuroendocrine, cardiovascular, and inflammatory process », *Proceedings of the National Academy of Sciences*, *102*(18), 6508-6512.

Tindle H.A., Chang Y.F., Kuller L.H., Manson J.E., Robinson J.G., Rosal M.C., Siegle G.J. et Matthews K.A. (2009). « Optimism, cynical hostility and incident coronary heart disease and mortality in the women's health initiative », *Circulation*, *120*, 647-648.

Fiche 3

Brody S. (2006). « Blood pressure reactivity to stress is better for people who recently had penilo-vaginal intercourse than the people who had other or no sexual activity », *Biological Psychology*, *71*(2), 214-222.

Brody S. et Costa R.M. (2008). « Vaginal orgasm is associated with less use of immature psychological defense mechanisms », *Journal of Sexual Medicine*, *5*, 1167-1176.

Charnetski C. et Brennan F. (2004). « Sexual frequency and salivary immunoglobuline A », *Psychology Report*, *94*, 839-844.

Insee (2007). « Les personnes en couple vivent plus longtemps », août 2007.

Ornish D. (1998). *Love and Survival : The Scientific Basis of Healing Power of Intimacy*, New York, Harper Collins.

SMITH G.D., FRANKEL S. et YARNELL J. (1997). « Sex and death : Are they related ? Findings from the Caerphilly cohort study », *British Medical Journal*, *315*(7123), 1641-1644.

Fiche 4

RAUSCHER F.H. (2002). « Mozart and the mind : Factual and fictional effects of musical enrichment », dans J. ARONSON (ed.), *Improving Academic Achievment : Impact of Psychological Factors on Education*, New York, Plenum Press, p. 269-278.

RAUSCHER F.H. (2006). « The Mozart effect : Music listening is not music instruction », *Educational Psychologist*, *41*, 233-238.

RAUSCHER F.H. et SHAW G.L. (1998). « Keys components of the "Mozart effect" », *Perceptual and Motor Skills*, *86*(3), 835-841.

RAUSCHER F.H., SHAW G.L. et KY K.N. (1993). « Music and spatial task performance », *Nature*, *365*(6447), 611.

TOMATIS A. (1991). *Pourquoi Mozart ?*, Paris, Fixot.

Fiche 5

LEMARQUIS P. (2009). *Sérénade pour un cerveau musicien*, Paris, Odile Jacob.

METZGER L.K. (2004). « Heart health and music : A steady beat or irregylar rhythm ? », *Music Therapy Perspectives*, *22*(1), 21-25.

MILLER M., BEACH V., MANGANO C. et VGEL R.A. (2008). « Positive emotions and the endothélium : Does joyful music improve vascular health ? Oral presentation », *American Heart Association*, *Scientific Sessions*.

Fiche 6

REIS V.A. et ZAIDEL D.W. (2001). « Brain and face : Communicating signals of health in the left and right sides of the face », *Brain and Cognition*, *46*(1-2), 240-244.

ZAIDEL D.W., CHEN A.C. et GERMAN C. (1995). « She is not a beauty even when she smiles : Possible evolutionary basis for a relationship between facial attractiveness and hemispheric specialization », *Neuropsychologia*, *33*, 649-655.

Fiche 7

BROWN S.L., NESSE R.M., VINOKUR A.D. et SMITH D.M. (2003). « Providing social support may be more beneficial than receiving it : Results from a prospective study of mortality », *Psychological Science*, *14*(4), 320-327.

DUNN E.W., AKNIN L.B. et NORTON M.I. (2008). « Spending money on others promote happiness », *Science*, *319*, 1687-1688.

TAYLOR S.E. (2003). *The Tending Instinct*, New York Times Books.

Fiche 8

SHMUELI D., PROCHASKA J. et GLANTZ S.A. (2010). « Effect of smoking scenes in films on immediate smoking », *American Journal of Preventive Medicine*, *38*(4), 351-358.

Fiche 9

PENKO A.L. et BARKLEY J.E. (2010). « Motivation and physiologic responses of playing a physically interactive video game relative to a sedentary alternative in children », *Annals of Behavioral Medicine*, *39*, 162-169.

Fiche 10

DEVAUX M., JUSOT F., TRANNOY A. et TUBEUF S. (2007). « Inégalités des chances en santé : influence de la profession et de l'état de santé des parents », *Bulletin d'information en économie de la santé*, *118*, 1-6.

HYDE M., JAKUB H., MELCHIOR M., VAN OORT F. et WEYERS S. (2006). « Comparison of the effects of low childhood socioeconomic position and low adulthood socioeconomic position on self-rated health in four European studies », *Journal of Epidemiology Community Health*, *60*, 882-886.

MENAHEM G. (2004). « Inégalités sociales de santé et problèmes vécus lors de l'enfance », *La Revue du praticien*, *54*(20), 2255-2262.

OMS (2002). *Summary Measures of Population Health : Concepts, Ethics, Measurement and Applications*, Genève, Murray et OMS.

Fiche 11

DESPRES C., GUILLAUME S. et COURALET P.E. (2009). *Le Refus de soins à l'égard des bénéficiaires de la couverture médicale universelle complémentaire à Paris*, IRDES, Institut de recherche et de documentation en économie de la santé.

MORIN M. et MOATTI J.P. (2000). « Enquête sur les préjugés et les processus de stigmatisation : l'exemple du Sida », dans G. PETRILLO (éd.), *Santé et Société*, Lausanne, Delachaux et Niestlé, p. 189-218.

MORIN M., SOUVILLE M. et OBADIA A.K. (1996). « Attitudes, représentations et pratiques de médecins généralistes confrontés à des patients infectés par le VIH », *Les Cahiers internationaux de psychologie sociale*, *29*, 9-28.

SOUVILLE M. (2002). « Le savoir et le risque : appropriation et adaptation des connaissances en médecine générale », *Sociétés*, *77*, 21-36.

Fiche 12

WHARTON C.M., ADAMS T. et HAMPL J.S. (2008). « Weight loss practices and body weight perceptions among US college students », *Journal of American College Health*, *56*(5), 579-584.

Fiche 13

FORBES G.B., JOBE R.L. et RICHARDSON R.M. (2006). « Associations between having a boyfriend and the body satisfaction and self-esteem of college women : An extension of the Lin and Kulik hypothesis », *The Journal of Social Psychology*, *146*(3), 381-384.

LIN L.F. et KULIK J.A. (2002). « Social comparisons and women's body satisfaction », *Basic and Applied Social Psychology*, *24*, 15-123.

Fiche 14

MARKEY C. et MARKEY P.M. (2006). « Romantic relationships and body satisfaction among young women », *Journal of Youth and Adolescence*, *35*(2), 271-279.

Fiche 15

MELTZER A.L. et MCNULTY J.K. (2010). « Body image and marital satisfaction : Evidence for the mediating role of sexual frequency and sexual satisfaction », *Journal of Family Psychology*, *24*(2), 156-164.

Fiche 16

RONAY R. et VON HIPPEL W. (2010). « The presence of an attractive woman elevates testosterone and physical risk taking in young men », *Social Psychological and Personality Science*, *1*(1), 57-64.

WILSON M. et DALY M. (2004). « Do pretty woman inspire men to discount the future ? », *Biology Letters*, *271*, 177-179.

Fiche 17

BRODIE D.A., SLADE P. et ROSE H. (1989). « Rehability measures in disturbing body image », *Perceptual and Motors Skills*, *69*, 723-732.

BROWN T.A., CASH T.F. et MIKULKA P.J. (1990). « Attitudinal body image assessment : Factor analysis of the body self relations questionnaire », *Journal of Personality Assessment*, *55*, 135-144.

COLLINS M.E. (1991). « Body figure perceptions and preferences among preadolescent children », *International Journal of Eating Disorders*, *10*, 199-208.

SLADE P. et RUSSELL G.F.M. (1973). « Awareness of body dimensions in anorexia nervosa : Cross-sectional and longitudinal studies », *Psychological Medicine*, *3*, 188-199.

TYLKA T.L. (2004). « The relation between body dissatisfaction and eating disorder symptomatology : An analysis of moderating variables », *Journal of Counseling Psychology*, *51*, 314-328.

Fiche 18

HERMAN P. et MACK D. (1975). « Restrained and unrestrained eating », dans *Journal of Personality*, *43*, 646-660.

OGDEN J. et WARDLE J. (1991). « Cognitive and emotional responses to food », *International Journal of Eating Disorders*, *10*, 297-311.

POLIVY J. et HERMAN C.P. (1999). « Distress and eating : Why do dieters overeat ? », *International Journal of Eating Disorders*, *26*(2), 153-164.

RUDERMAN A.J. et WILSON G.T. (1979). « Weight, restraint, cognitions and couterregulation », *Behaviour Research and Therapy*, *17*, 581-590.

WARDLE J. et BEALES S. (1988). « Control and loss of control over eating : An experimental investigation », *Journal of Abnormal Psychology*, *97*, 35-40.

Fiche 19

BROADSTOCK M., BORLAND R. et GASON R. (1992). « Effects of suntan on judgements of healthiness and attractivenes by adolescents », *Journal of Applied Social Psychology*, *22*(2), 157-172.

Fiche 20

DORE J.F., BOCENO L. et CESARINI L. (2006). *Les Comportements des Français au soleil*, INSERM.

JOHNSON E.Y. et LOOKINGBILL D.P. (1984). « Sunscreen use and sun exposure », *Archives of Dermatology*, *120*, 727-731.

LIGUE EUROPÉENNE CONTRE LE CANCER (2008). *Les Comportements des Européens face aux risques liés au soleil.*

STOEBNER-DELBARRE J. (2005). « Connaissances, attitudes et comportements des adultes vis-à-vis du soleil en France », *Annales de dermatologie et de vénérologie*, *132*(8-9), 652-657.

Fiche 21

BEAUCHEMIN K.M. et HAYS P. (1998). « Dying in the dark : Sunshine, gender and outcomes in myocardial infarction », *Journal of The Royal Society of Medicine*, *91*, 352-354.

WALCH J.M., RABIN B.S., DAY R., WILLIAMS J.N., CHOI K. et KANG J.D. (2005). « The effet of sunlight on postoperative analgesic medication use : A prospective study of patients undergoing spinal surgery », *Psychosomatic Medicine*, *67*, 156-163.

Fiche 22

FISCHER G.N. et DODELER V. (2009). *Psychologie de la santé et environnement*, Paris, Dunod, collection « Les Topos + ».

KAPLAN S. (1995). « The restorative benefits of nature : Toward an integrative framework », *Journal of Environmental Psychology*, *15*, 169-182.

PARK S.H. et MATTSON R.H. (2009). « Ornamental indoor plants in hospital rooms enhanced health outcomes of patients recovering from surgery », *The Journal of Alternative and Complementary Medicine*, *15*(9), 975-980.

ULRICH R.S. (1984). « View through a window may influence recovery from surgery », *Science*, *224*, 420-421.

ULRICH R.S., LUNDEN O. et ELTINGE J.L. (1993). « Effects of exposure to nature and abstract pictures on patients recovering from open heart surgery », *Psychophysiology*, *30* (supplément 1), S7.

Fiche 23

STIGSDOTTER U.A. (2004). « A garden at your workplace may reduce stress », dans A. DILANI (ed.), *Design and Health III, Health Promotion Through Environmental Design*, Stockholm, International Academy for Design and Health, p. 147-157.

Fiche 24

EVANS G.W., PALSANE M.N., LEPORE S.J. et MARTIN J. (1989). « Residential density and psychological health : The mediating effects of social support », *Journal of Personality and Social Psychology*, *57*(6), 994-999.

EVANS G.W., SAEGERT S. et HARRIS R. (2001). « Residential density and psychological health among children in low-income families », *Environment and Behavior*, *33*(2), 165-180.

FISCHER G.N. (1997). *Psychologie de l'environnement social*, Paris, Dunod.

LEPORE S.J., EVANS G.W. et PALSANE M.N. (1991). « Social hassles and psychological health in the context of chronic crowding », *Journal of Health and Social Behavior*, *32*, 357-367.

Fiche 25

HAGERMAN I., RASMANIS G., BLOMKVIST V., ULRICH R., ERIKSEN C.A. et THEORELL T. (2005). « Influence of intensive coronary care acoustics on the quality of care and physiological state of patients », *International Journal of Cardiology*, *98*, 267-270.

HU R., JIANG X., ZENG Y., CHEN, X et ZHANG Y. (2010). « Effects of earplugs and eye masks on nocturnal sleep, melatonin and cortisol in a simulated intensive care unit environment », *Critical Care*, *14*, R66.

RASHID M. et ZIMRING C. (2008). « A review of the empirical literature on the relationships between indoor environment and stress in health care and office settings », *Environment and Behavior*, *40*(2), 151-190.

SCHWEITZER M., GILPIN L. et FRAMPTON S. (2004). « Healing spaces : Elements of environmental design that make an impact on health », *The Journal of Alternative and Complementary Medicine*, *10*(s1), s71-s83.

SIMPSON T., LEE E.R. et CAMERON C. (1996). « Relationships among sleep dimensions and factors that impair sleep after cardiac surgery », *Research in Nursing and Health*, *19*, 213-223.

UGRAS G.A. et OZTEKIN S.D. (2007). « Patient perception of environmental and nursing factors contributing to sleep disturbances in a neurosurgical intensive care unit », *Tohoku Journal of Experimental Medicine*, *212*, 299-308.

Fiche 26

BECK S.L. (1991). « The therapeutic use of music for cancer-related pain », *Oncology Nursing Forum*, *18*, 1327-1337.

GOOD M., STANTON-HICKS M., GRASS J.A., ANDERSON G.C., CHOI C. et SCHOOLMEESTERS L.J. (1999). « Relief of postoperative pain with jaw relaxation, music and their combination », *Pain*, *81*, 163-172.

MCCAFFERY M. (1992). « Response to “Quantification of the effect of listening to music as a non-invasive method of pain control” », *Scholarly Inquiry for Nursing Practice*, *6*, 59-62.

MELZACK R. (1993). « Labour pain as a model of acute pain », *Pain*, *53*(2), 117-120.

MITCHELL L.A. et MCDONALD R.A.R. (2006). « An experimental investigation of the effects of preferred and relaxing music on pain perception », *Journal of Music Therapy*, *63*, 295-316.

MITCHELL L.A., MCDONALD R.A.R. et KNUSSEN C. (2008). « An investigation of the effects of music and art on pain perception », *Psychology of Aesthetics, Creativity, and the Arts*, *2*(3), 162-170.

PHUMDOUNG S. et GOOD M. (2003). « Music reduces sensation and distress of labor pain », *Pain Management Nursing*, *4*(2), 54-61.

RANTA P., SPALDING M., KANGAS-SAARELA T., JOKELA R., HOLLMEN A. et JOUPPILA P. (1995). « Maternal expectations and experiences of labourpain options of 1 091 Finnish parturients », *Acta Obstetricia et Gynecologica Scandinavica*, *39*, 60-66.

SCHORR J.A. (1993). « Music and pattern change in chronic pain », *Advances in Nursing Science*, *15*, 27-36.

VOSS J.A., GOOD M., YATES B., BAUN M.M., THOMPSON A. et HERTZOG M. (2004). « Sedative music reduces anxiety and pain during chair rest after open-heart surgery », *Pain*, *112*, 197-203.

Fiche 27

STEPHENS R., ATKINS J. et KINGSTON A. (2009). « Swearing as response to pain », *NeuroReport*, *20*, 1056-1060.

Fiche 28

GRAY K. et WEGNER D.M. (2008). « The sting of intentional pain », *Psychological Science*, *19*(12), 1260-1262.

Fiche 29

OSBORN J. et DERBYSHIRE S.W.G. (2010). « Pain sensation evoked by observing injury in others », *Pain*, *148*, 268-274.

Fiche 30

FINNIS D.G., KAPTCHUK T.J., MILLER F. et BENEDETTI F. (2010). « Biological, clinical, and ethical advances of placebo effects », *The Lancet*, *375*, 686-695.

MONTGOMERY G. et KIRSCH I. (1996). « Mechanisms of placebo pain reduction : An empirical investigation », *Psychological Science*, *7*(3), 174-176.

MOSELEY J.B., O'MALLEY K., PETERSEN N.J., MENKE T.J. *et al.* (2002). « A controlled trial of arthroscopic surgery for osteoarthritis of the knee », *The New England Journal of Medicine*, *347*(2), 81-88.

PETROVIC P., KALSO E., PETERSON K.M. et INGVAR M. (2002). « Placebo and opioid analgesia - Imaging a shared neuronal network », *Science*, *295*, 1737-1740.

WAGER T.D., RILLING J.K., SMITH E.E., SOKOLIK A., CASEY K.L., DAVIDSON R.J., KOSSLYN S., ROSE R.M. et COHEN J.D. (2004). « Placebo-induced changes in fMRI in the anticipation and experience of pain », *Science*, *303*, 1162-1167.

Fiche 31

BRANTHWAITE A. et COOPER P. (1981). « Analgesic effects of branding in treatment of headaches », *British Medical Journal*, *282*, 1576-1578.

Fiche 32

RAO A.R. et MONROE K.B. (1989). « The effect of price, brand name, and store name on buyers' perceptions of product quality : An integrative review », *Journal of Marketing Research*, *26*(3), 351-357.

WABER R.L., SHIV B., CARMON Z. *et al.* (2008). « Commercial features of placebo and therapeutic efficacy », *Journal of the American Medical Association*, *299*(9), 1016-1017.

WOODSIDE A.G. (1974). « Relation of price to perception of quality of new products », *Journal of Applied Psychology*, *59*(1), 116-118.

Fiche 33

BLACKWELL B., BLOOMFIELD S.S. et BUNCHER C.R. (1972). « Demonstration to medical students of placebo responses and non-drug factors », *The Lancet*, *299*(7763), 1279-1282.

DE CRAEN A.J., ROOS P.J., DE VRIES L.A. et KLEIJNEN J. (1996). « Effect of colour of drugs : Systematic review of perceived effect of drugs and of their effectiveness », *British Medical Journal*, *313*(7072), 1624-1626.

HUSKISSON E.C. (1974). « Simple analgesics for arthritis », *British Medical Journal*, *4*(5938), 196-200.

LUCCHELLI P.E., CATTANEO A.D. et ZATTONI J. (1978). « Effect of capsule colour and order of administration of hypnotic treatments », *European Journal of Clinical Pharmacology*, *13*, 153-155.

Fiche 34

HUSSAIN M.Z. et AHAD A. (1970). « Tablet colour in anxiety states », *British Medical Journal*, *3*(5720), 466.

Koteles F., Fodor D., Cziboly A. et Bardos G. (2009). « Expectations of drug effects based on colours and sizes : The importance of learning », *Clinical and Experimental Medical Journal*, *3*(1), 99-107.

Fiche 35

Colloca L. et Benedetti F. (2009). « Placebo analgesia induced by social observational learning », *Pain*, *144*(1-2), 28-34.

Colloca L., Sigaudo M. et Benedetti F. (2008). « The role of learning in nocebo and placebo effects », *Pain*, *136*(1-2), 211-218.

Fiche 36

Fischer G.N. (1994). « L'illusion de notre invulnérabilité », dans G.N. Fischer, *Le Ressort invisible – vivre l'extrême*, Paris, Le Seuil, p. 229-237.

Hoppe R. et Ogden J. (1996). « The effect of selectively reviewing behavioural risk factors on HIV risk perception », *Psychology and Health*, *11*, 757-764.

Milhabet I., Desrichard O. et Verlhiac J.F. (2002). « Comparaison sociale et perception des risques : l'optimisme comparatif », dans J.L. Beauvois R.V. Joule et J.M. Monteil (éd.). *Perspectives cognitives et conduites sociales*, Rennes, Presses universitaires de Rennes, p. 215-245.

Perloff L.S. (1987). « Social comparison and illusions of invulnerability to negative life events », dans C.R. Snyder et C. Ford (eds.), *Coping with Negative Life Events : Clinical and Social Psychological Perspectives on Negative Life Events*, Plenum Press, p. 217-242.

Taylor S.E. et Brown J.D. (1988). « Illusion and well-being : A social psychological perspective on mental health », *Psychological Bulletin*, *103*, 193-210.

Taylor S.E. (1989). *Positive Illusions : Creative Self-Deception and the Healthy Mind*, New York, Basic Books.

Weinstein N.D. (1980). « Unrealistic optimism about future life events », *Journal of Personality and Social Psychology*, *39*, 906-920.

Fiche 37

Spitzenstetter F. (2006). « Optimisme comparatif dans le milieu professionnel : l'influence de la fréquence et de la gravité sur la perception des risques d'accident du travail », *Psychologie du travail et des organisations*, *12*, 279-289.

Fiche 38

Batty G.D., Deary I.J., Benzeval M. et Der G. (2010). « Does IQ predict cardiovascular disease mortality as strongly as established risk factors ? Comparison effect estimates using the West Scotland Twenty-07 cohort study », *European Journal of Cardiovacular Prevention and Rehabitlitation*, *17*(1), 24-27.

Lawlor D.A., Batty G.D., Clark H., McIntyre S. et Leon D.A. (2008). « Association of childhood intelligence with risk of coronary heart disease and stroke : Findings from the Aberdeen children of the 1950s cohort study », *European Journal of Epidemiology*, *23*, 695-706.

Fiche 39

Flannelly G. Anderson D. et Kitchener H.C. (1994). « Management of women with mild and moderate cervical dyskaryosis », *British Medical Journal*, *308*, 1399-1403.

Michie S., Smith J.A., Senior V. et Marteau T.M. (2003). « Understanding why negative genetic tests results sometimes fail to reassure », *American Journal of Medical Genetics*, *119*(A), 340-347.

Palmer A.G., Tucker S., Warren R. et Adams M. (1993). « Understanding women's responses for cervical ultra-epithalial neoplasia », *British Journal of Clinical Psychology*, *32*, 101-112.

Fiche 40

Beliveau R. et Gingras D. (2005). *Les Aliments contre le cancer*, Outremont, éd. Trécarré.

Gingras D., Gendron M., Boivin D., Moghrabi A., Théôret Y. et Beliveau R. (2004). « Induction of medulloblastoma cell apoptosis by sulforaphane, a dietary anticarcinogen from Brassica vegetables », *Cancer Letters*, *203*(1), 35-43.

World Cancer Research Fund – American Institute for Cancer Research (2007). *Food, Nutrition, Physical Activity and the Prevention of Cancer : A Global Perspective*, Washington DC, AICR.

Fiche 41

Ancelle-Park R. (2003). « Dépistage organisé du cancer du sein », *Bulletin d'épidémiologie hebdomadaire*, *4*, 13-28.

Borrayo E., Buki L. et Feigal B. (2005). « Breast cancer detection among older Latinos : Is it worth the risk ? », *Qualitative Health Research*, *15*(9), 1244-1263.

BORRAYO E. et JENKINS S. (2001). « Feeling indecent : Breast cancer screening resistance of Mexican-descent woman », *Journal of Health Psychology*, *6*(5), 537-549.

MURRAY M. et MCMILLAN C. (1993). « Health beliefs, locus of control, emotional behaviour », *British Journal of Clinical Psychology*, *32*, 87-100.

Fiche 42

GROSSARTH-MATICEK R. et EYSENCK H.J. (1990). « Personality, stress, and disease : Description and validation of a new inventory », *Psychological Reports*, *66*, 355-373.

GROSSARTH-MATICEK R., EYSENCK H.J. et VETTER H. (1988). « Personality type, smoking habit and their interactions as predictors of cancer and coronary heart disease », *Personality and Individual Differences*, *9*, 479-195.

KUNE G.A. (1991). « Personality as a risk factor in large bowel cancer : Data from the Malbourne Colorectal Cancer Study », *Psychological Medicine*, *21*, 29-41.

MCKENNA M.C., ZEVON M.A., CORN B. et ROUNDS J. (1999). « Psychosocial factors and the development of breast cancer : A metaanalysis », *Health Psychology*, *18*, 520-531.

TODARELLO O., LA PESA M.W., ZAKA S., MARTINO W. et LATRANZIO E. (1989). « Alexythymia and breast cancer : Survey of 200 women undergoing mammography », *Psychotherapy and Psychosomatics*, *51*, 51-55.

Fiche 43

HERBERT T.B. et COHEN S. (1993). « Stress and immunity in humans : A meta-analytic review », *Psychosomatic Medicine*, *55*(4), 364-379.

KIECOLT-GLASER J.K., BANE C., GLASER R. et MALARKEY W.B. (2003). « Love, marriage, and divorce : Newlyweds' stress hormones foreshadow relationship changes », *Journal of Consulting and Clinical Psychology*, *71*, 176-188.

KIECOLT-GLASER J.K., FISCHER L.D. et OGROCKI P. (1987). « Marital quality, marital disruption and immune function », *Psychosomatic Medicine*, *49*(1), 13-34.

SEGERSTROM S.C. et MILLER G.E. (2004). « Psychological stress and the human immune system : A meta-analytic study of 30 years inquiry », *Psychological Bulletin*, *130*(4), 601-630.

Fiche 44

HOLMES T.H. et RAHE R.H. (1967). « The social readjustement rating scale », *Journal of Psychosomatic Research*, *11*, 213-218.

JOHNSTON D.W. (2002). « Acute and chronic psychological processes in cardiovascular disease », dans K.W. SCHAIE, H. LEVENTHAL et S.L. WILLIS (eds.), *Effective Health Behavior in Older Adults*, New York, Springer, p. 55-64.

LESHAN L. (1959). « Psychosocial states as factors in the development of malignant diseases : A critical review », *Journal of National Cancer Institute*, *22*, 1-18.

MCKENNA M.C., ZEVON M.A., CORN B. et ROUNDS J. (1999). « Psychosocial factors and the development of breast cancer : A meta-analysis », *Health Psychology*, *18*(5), 520-531.

RAHE R.H. (1988). « Recent life changes and coronary heart disease : 10 year's research », dans S. FISHER et J. REASON (eds.), *Handbook of Life Stress : Cognition and Research*, Chichester, John Wiley and Sons, p. 317-333.

RAHE R.H., MAHON J.L. et ARTHUR J. (1970). « Prediction of near future health change from subjects preceding life change », *Journal of Psychosomatic Research*, *14*, 401-406.

Fiche 45

BAREFOOT J.C. (1992). « Developments in the measurement of hostility », dans H.S. FRIEDMAN (ed.), *Hostility, Coping, and Health*, Washington DC, American Psychological Association, p. 13-31.

FRIEDMAN M. et ROSENMAN R.H. (1974). *Type A Behavior and Your Heart*, New York, Knopf.

FRIEDMAN M. et ROSENMAN R.H. (1959). « Associations of a specific overt behavior pattern with blood and cardiovascular findings », *Journal of American Medical Association*, *169*, 1286-1296.

GLASS D.C. (1977). *Stress and Coronary Prone Behavior*, New York, Lawrence Erlbaum Associates.

HECKER M.H., CHESNEY M.A., BLACK G.W. et FRAUSCHI N. (1988). « Coronary prone behaviors in the western collaborative group study », *Psychosomatic Medicine*, *50*, 153-164.

MATTHEWS K.A., GLASS D.C., ROSENMAN R.H. et BORTNER R. (1977). « Competitive drive, pattern A, and coronary heart disease : A further analysis of some date from the western collaborative group study », *Journal of Chronic Disease*, *30*, 489-498.

WILLIAMS R. (1993). *Anger Kills*, New York, Times Books.

Fiche 46

THOMAS K.B. (1987). « General practice consultations : Is there any point in being positive ? », *British Medical Journal*, *294*(6581), 1200-1202.

Fiche 47

ANKRI J., LE DISERT D. et HENRARD J.C. (1995). « Comportements individuels face aux médicaments : de l'observance thérapeutique à l'expérience de la maladie - analyse de la littérature », *Santé publique*, *4*, 427-441.

BAUMAN J. (2000). « A patient-centered approach to adherence : Risk for nonadherence », dans D. DROTAR (ed.), *Promoting Adherence to Medical Treatment in Chronic Childhod Illness*, New York, Lawrence Erlbaum, p. 71-93.

GALLAGHER E.J., VISCOLI C.M. et HORWITZ R.I. (1993). « The relationshhip of treatment adherence to the risk of death after myocardial infarction in women », *Journal of the American Medical Association*, *270*, 742-744.

HORWITZ R.I. et HORWITZ S.M. (1993). « Adherence to treatment and health outcomes », *Archives of International Medicine*, *153*, 1863-1868.

HORWITZ R.I., VISCOLI C.M. et BERKMAN L. (1990). « Treatment adherence and risk of death after a myocardial infarction », *The Lancet*, *336*(8714), 542-545.

MORIN M. (2001). « L'observance aux traitements contre le VIH/Sida - mesure, déterminants, évolution », dans M. MORIN, *L'Observance aux traitements contre le VIH/Sida*, Paris, ANRS, collection « Sciences sociales et Sida », p. 11-23.

SPIRE B., DURAN S., SOUVILLE M., LEPORT C., RAFFI F. et MOATTI J.P. (2002). « Adherence to highly active antiretroviral therapies HAART in HIV infected patients : From a productive to a dynamic approach », *Social Science Medicine*, *54*(10), 1481-1496.

THE CORONARY DRUG PROJECT GROUP (1970). « The coronary drug project : Initial findings leading to modification of its research protocol », *Journal of the American Medical Association*, *214*, 1303-1313.

Fiche 48

BRUCHON-SCHWEITZER M.L. et QUINTARD B. (2001). *Personnalité et maladie*, Paris, Dunod.

BURREL G. (1996). « Group psychotherapy in project new life : Treatment of coronary prone behaviors for patients who have had coronary artery bypass graft surgery », dans R. ALLAN et S. SCHEIDT (eds.), *Heart and Mind. The Practice of Cardiac Psychology*, Washington DC, American Psychological Association, p. 231-310.

FRIEDMAN M., THORENSEN C.E., GILL J.J., ULMER D., POWELL L.H., PRICE V.A., BREALL W.S. *et al.* (1986). « Alteration of type A behavior and its effect upon cardiac recurrences in postmyocardial infarction patients : Summary results of the recurrent coronary prevention project », *American Heart Journal*, *112*, 653-665.

VAN DIXHOORN J. et WHITE A. (2005). « Relaxation therapy for rehabilitation and prevention in schaemic heart disease : A systematic review and meta-analysis », *European Journal of Cardiovascular Prevention and Rehabilitation*, *12*(3), 193-202.

VAN DIXHOORN J., DELOOS J. et DUIVENVOORDEN H.J. (1983). « Contribution of relaxation technique training to the rehabilitation of myocardial infarction patients », *Psychotherapy and Psychosomatics*, *40*, 137-147.

Fiche 49

BREDART M., DOLBEAULT S., SAVIGNONI A. BESANCENET C., THIS P., GRAMI A., MICHAELS S., FLAHAUT C., FALCON M.C., ASSELAIN B. et COPET L. (2008). *Intimité et sexualité après un cancer du sein non métastatique*, Paris, Institut Curie.

DANY L., APOSTOLIDIS T., CANNONE P., SUAREZ-DIAZ E. et FILIPETTO F. (2009). « Image corporelle et cancer : une analyse psychosociale », *Psychooncologie*, *3*(2), 101-117.

MAGUIRE G.P., LEE E.G., BEVINGTON D.J., KÜCHEMANN C.S., CRABTREE R.J. et CORNELL C.E. (1978). « Psychiatric problems in the first year after mastectomy », *British Medical Journal*, *1*(6118), 963-965.

Fiche 50

HAMAMA-RAZ Y., SOLOMON Z., SCHACHTER J. et AZIZI E. (2007). « Objective and subjective stressors and the psychological adjustment of melanoma survivors », *Psychooncology*, *16*, 287-294.

KESSLER T.A. (1998). « The cognitive appraisal of health care : Development and psychometric evaluation », *Research in Nursing and Health*, *21*, 73-82.

MANUEL J.C., BURWELL S.R., CRAWFORD S.L., LAWRENCE R.H., FARMER D.F., HEGE A., KINBERLY P. et AVIS N.E. (2007). « Younger women's perceptions of coping with breast cancer », *Cancer Nursing*, *30*(2), 85-94.

SCHNOLL R.A., KNOWLES J.C. et HARLOW L. (2002). « Correlation of adjustment among cancer survivors », *Journal of Psychosocial Oncology*, *20*(1), 37-59.

VEIT C.T. et WARE J.E. (1983). « The structure of psychological distress and well-being in general population », *Journal of Consulting and Clinical Psychology*, *51*, 730-742.

Fiche 51

FAWZY I.F., KEMMENY M.E., FAWZY N.W., HYUN C.S., ELASHOFF R., GUTHRIE D., FAHEY J.C. et MORTON D.L. (1993). « Effects of an early structured psychiatric intervention, coping, and affective state on recurrence and survival 6 years later », *Archives of General Psychiatry*, *50*, 681-689.

GOODWIN P.J., LESZCZ M., ENNIS M., KOOPMANS J., VINCENT L. *et al.* (2001). « The effect of group psychosocial support on survival in metastatic breast cancer », *The New England Journal of Medicine*, *345*, 1767-1768.

GREER S., MOOREY S. et BARUCH J.D.R. (1992). « Adjuvant psychological therapy for patients with cancer : A prospective randomised trial », *British Medical Journal*, *304*, 675-680.

SPIEGEL D. et CLASSEN C. (1999). *Group Therapy for Cancer Patients : A Research Based Handbook of Psychosocial Care*, New York, Basic Behavioral Sciences.

SPIEGEL D., KRAEMER H.C., BLOOM J. et GOTTHEIL E. (1989). « Effect of psychosocial treatment on survival of patients with metastatic cancer », *The Lancet*, *334*(8668), 888-891.

Fiche 52

BROWN J.L., SHEFFIELD D., LEARY M.R. et ROBINSON M.E. (2003). « Social support and experimental pain », *Psychosomatic Medicine*, *65*, 276-283.

Fiche 53

BERTERA E.M. (2005). « The role of positive social support and social negativity in personal relationship », *Journal of Social and Personal Relationships*, *22*(1), 33-48.

CRAMER V., TORGERSEN S. et KRINGLEN E. (2005). « Quality of life and anxiety disorders : A population study », *Journal of Nervous and Mental Disorder*, *193*(3), 196-202.

SCHWARZER R., JERUSALEM M. et HAHN A. (1994). « Unemployment, social support, and health complaints : A longitudinal study of stress in East Germany refugees », *Journal of Community and Applied Social Psychology*, *55*, 5-14.

ST-JEAN-TRUDEL E., GUAY S. et MARCHAND A. (2009). « Les relations entre le soutien social, le bien-être et la détresse psychologique chez les hommes et les femmes avec un trouble anxieux : résultats d'une enquête nationale », *Canadian Journal of Public Health*, *100*(2), 148-152.

Fiche 54

Horowitz L.M., Krasnoperova E.N., Tatar D.G., Hansen M.B., Person E.A., Galvin K.L. et Nelson K.L. (2001). « The way to console may depend on the goal : Experimental studies of social support », *Journal of Experimental Psychology*, *37*, 49-61.

Ingram K.M., Betz N.E., Mindes E.J., Schmitt M.M. et Smith N.G. (2001). « Unsupportive responses from others concerning a stressful life event : Development of the unsupportive social interactions inventory », *Journal of Social and Clinical Psychology*, *20*, 173-207.

Rimé B. (2005). « L'expression des expériences émotionnelles négatives », dans B. Rimé, *Le Partage social des émotions*, Paris, PUF, p. 179-200.

Wortman C. et Lehman D. (1985). « Reactions to victims of life crises : Support attempts that fail », dans I.G. Sarason et B.R. Sarason (eds.), *Social Support : Theory, Research, and Applications*, Dordrecht, Netherlands, Martinus Nijhoff, p. 463-489.

Fiche 55

Master S.L., Eisenberger N.I., Taylor S.E., Naliboff B.D., Shirinyan D. et Lieberman M.D. (2009). « A picture's worth : Partner photographs reduce experimentally induced pain », *Psychological Science*, *20*(11), 1316-1318.

Fiche 56

Friedmann E. et Thomas S.A. (1995). « Pet ownership, social support, and one-year survival after acuter myocardial infarction in the cardiac arrhythmia suppresion trial (CAST) », *The American Journal of Cardiology*, *76*, 1213-1217.

Serpell J. (1991). « Beneficial effects of pet ownership on some aspects of human health and behaviour », *Journal of the Royal Society of Medicine*, *84*, 717-720.

Fiche 57

Zhong C. et Leonardelli G.J. (2008). « Cold and lonely : Does social exclusion literally feel cold ? », *Psychological Science*, *19*(9), 838-842.

Fiche 58

CACIOPPO J.T., HUGHES M.E., WAITES L.J., HAWKLEY L.C. et THISTED R.A. (2006). « Loneliness as a specific risk factor for depressive symptoms : Cross-sectional and longitudianl analyses », *Psychology and Aging*, *21*(1), 140-151.

COLE S.W., HAWKLEY L.C., AREVALO J.M., SUNG C.Y., ROSE R.M. et CACIOPPO J.T. (2007). « Social regulation of gene expression in human leukocytes », *Genome Biology*, *8*(9), R189.

WILSON R.S., KRUEGER K.R., ARNOLD S.E., SCHNEIDER J.A., KELLY J.F., BARNES L.L., TANG Y. et BENNET D.A. (2007). « Loneliness and risk of Alzheimer disease », *Archives of General Psychiatry*, *64*, 234-240.

Fiche 59

DE HENNEZEL M. (1995). *Nous ne nous sommes pas dit au revoir*, Paris, Robert Laffont.

DE HENNEZEL M. (2007). *Mourir les yeux ouverts*, Paris, Pocket.

DOSA J.M. (2007). « A day in the life of Oscar the cat », *The New England Journal of Medicine*, *357*(4), 328-329.

FERRAND E. (2008). « Circumstances of death in hospitalized patients and nurses perception : French multicenter Mort-à-l'hôpital Survey », *Archives of Internal Medicine*, *168*(8), 867-875.

Index des notions

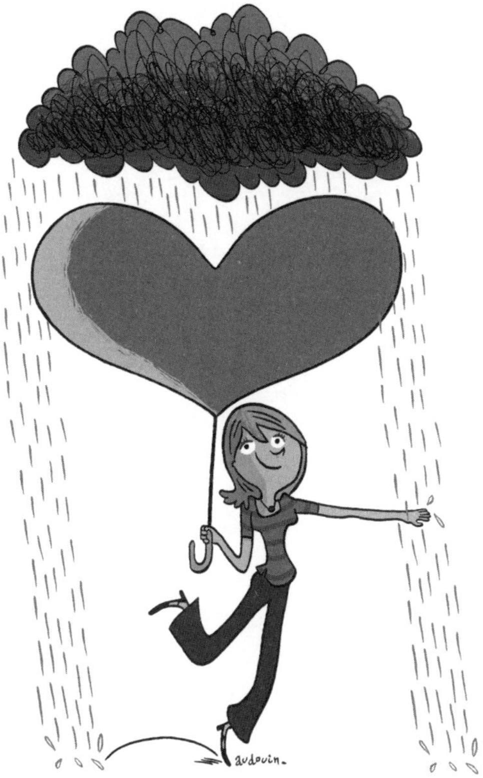

54864 - (I) - (3) - OSB 90° - TYP - RAN

Imprimerie Nouvelle - JOUVE
45800 Saint-Jean de Braye
N° d'Imprimeur : 628490G
Dépôt légal : mars 2011

Imprimé en France